HERZGESUNDE LEBENSMITTEL-TABELLE

Erfahren Sie anhand einfacher Rezepte und Tipps zur Essensplanung, was Sie für eine herzfreundliche Ernährung essen sollten

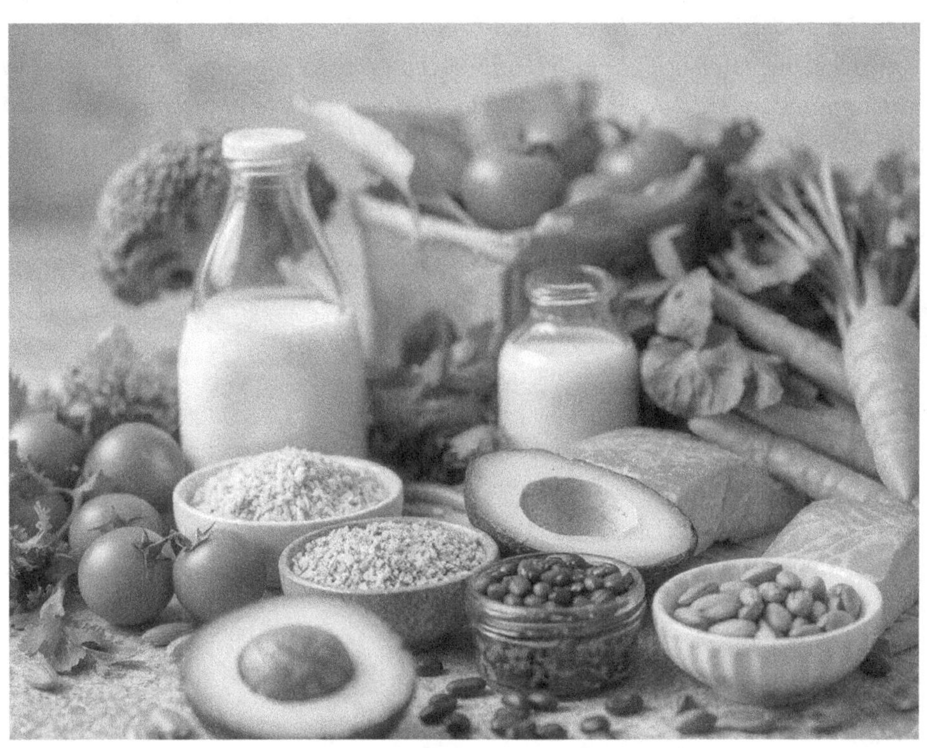

AVILA E. BLOSSOM

Copyright © 2024 Avila E. Blossom

Haftungsausschluss

Die in diesem Buch bereitgestellten Informationen dienen ausschließlich Bildungs- und Informationszwecken. Es ist nicht als Ersatz für professionelle medizinische Beratung, Diagnose oder Behandlung gedacht. Konsultieren Sie immer Ihren Arzt oder einen qualifizierten Ernährungsberater, bevor Sie wesentliche Änderungen an Ihrer Ernährung oder Ihrem Trainingsprogramm vornehmen. Der Autor und der Herausgeber lehnen jegliche Verantwortung für etwaige nachteilige Auswirkungen ab, die sich aus der Verwendung oder Anwendung der in diesem Buch enthaltenen Informationen ergeben können. Die Ergebnisse können je nach individuellem Gesundheitszustand variieren.

Inhaltsverzeichnis

Einführung

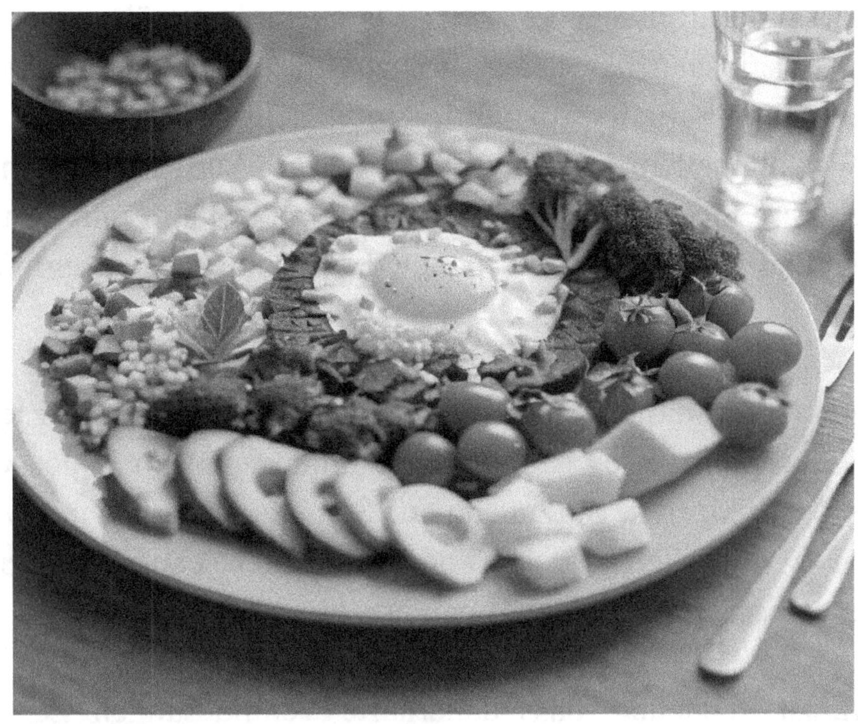

Eine herzfreundliche Ernährung bedeutet, dass vollwertige, nährstoffreiche Lebensmittel im Vordergrund stehen und gleichzeitig diejenigen eingeschränkt werden, die der Herz-Kreislauf-Gesundheit schaden können. Dazu gehört die Aufnahme von reichlich Obst, Gemüse, Vollkornprodukten, magerem Eiweiß und gesunden Fetten, wie sie beispielsweise in Fisch, Nüssen und Olivenöl enthalten sind.

Umgekehrt ist eine herzschädliche Ernährung reich an gesättigten Fettsäuren und Transfetten, zugesetztem Zucker, Natrium und verarbeiteten Lebensmitteln. Diese Elemente können den Cholesterinspiegel erhöhen, zu Bluthochdruck beitragen und das Risiko von Herzerkrankungen erhöhen.

In diesem Kochbuch erfahren Sie, wie Sie fundierte Entscheidungen treffen, die Ihre Herzgesundheit unterstützen und gleichzeitig köstliche Mahlzeiten genießen.

Zu einer herzgesunden Reise gehört mehr als nur eine Ernährungsumstellung; Es geht darum, einen ganzheitlichen Lebensstil anzunehmen, bei dem Ihr kardiovaskuläres Wohlbefinden im Vordergrund steht. Bewerten Sie zunächst Ihre aktuellen Essgewohnheiten und identifizieren Sie Verbesserungsmöglichkeiten. Dazu kann gehören, mehr Obst, Gemüse, Vollkornprodukte und gesunde Fette zu sich zu nehmen und gleichzeitig verarbeitete Lebensmittel, Zucker und Natrium zu reduzieren.

Denken Sie zu Beginn darüber nach, sich konkrete, erreichbare Ziele zu setzen. Versuchen Sie beispielsweise, jede Woche mindestens ein neues Gemüse oder Vollkorn in Ihre Mahlzeiten aufzunehmen. Sie können auch mit verschiedenen Kochmethoden wie Grillen, Backen oder Dämpfen experimentieren, um den Geschmack zu verbessern, ohne unnötige Fette hinzuzufügen.

Es ist wichtig zu verstehen, dass dauerhafte Veränderungen Zeit und Geduld erfordern. Feiern Sie unterwegs kleine Erfolge und bleiben Sie flexibel in Ihrer Vorgehensweise. Der Austausch mit Familie und Freunden kann Ihnen auf Ihrem Weg zu einem herzgesunden Lebensstil ebenfalls Unterstützung und Motivation bieten.

Halten Sie dieses Kochbuch schließlich griffbereit als Quelle für köstliche Rezepte und praktische Tipps zur Essensplanung. Wenn Sie diese ersten Schritte unternehmen, sind Sie auf dem besten Weg, Ihr Herz zu nähren und ein gesünderes, lebendigeres Leben zu führen.

So verwenden Sie dieses Kochbuch

Dieses Kochbuch soll eine praktische und benutzerfreundliche Ressource für alle sein, die sich herzgesund ernähren möchten. Machen Sie sich zunächst mit den Lebensmittelgruppen Kategorien zum einfachen Nachschlagen vertraut, die einen schnellen Überblick über die wesentlichen Lebensmittel bieten, auf die Sie sich konzentrieren sollten. Dieser Abschnitt hilft Ihnen dabei, herzfreundliche Optionen beim Lebensmitteleinkauf oder bei der Essensplanung zu identifizieren.

Jedes Rezept im Buch ist so gestaltet, dass es einfach und schnell zubereitet werden kann, sodass Sie gesunde Ernährung problemlos in Ihren geschäftigen Lebensstil integrieren können. Achten Sie auf die Nährwertangaben, die jedem Rezept beilegen und die Schlüsselkomponenten wie Ballaststoffgehalt, gesunde Fette und Proteingehalt hervorheben. Dies wird Ihnen dabei helfen, Ihre Nährstoffaufnahme zu verfolgen und sicherzustellen, dass Sie Ihre Ziele für die Herzgesundheit erreichen.

Nutzen Sie den Abschnitt Tipps zur herzgesunden Mahlzeitenplanung, um Ihr wöchentliches Menü zu entwickeln. Wenn Sie Ihre Mahlzeiten im Voraus planen, sparen Sie nicht nur an arbeitsreichen Wochentagen Zeit, sondern können auch gesündere Entscheidungen treffen. Der 14-Tage-Speiseplan bietet einen strukturierten Ansatz für den Start Ihrer Reise und enthält eine Vielzahl von Rezepten für Frühstück, Mittagessen, Abendessen, Snacks und Smoothies.

Halten Sie schließlich den Abschnitt „Eine herzfreundliche Speisekammer aufbauen: Liste der wichtigsten Lebensmittel" griffbereit. In dieser Liste sind die wichtigsten Zutaten aufgeführt, mit denen Sie sich eindecken sollten, um sicherzustellen, dass Sie alles haben, was Sie brauchen, um zu Hause herzgesunde Mahlzeiten zuzubereiten. Mit diesen Werkzeugen sind Sie bestens gerüstet, um sich auf ein geschmackvolles und herzgesundes kulinarisches Abenteuer einzulassen!

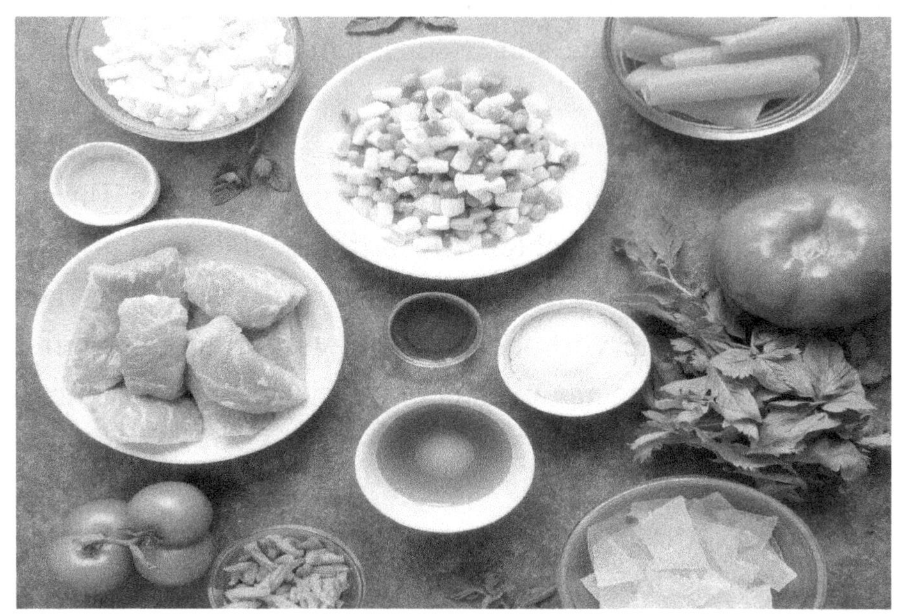

Kapitel 1: Lebensmittelgruppen Kategorien zum einfachen Nachschlagen

Gemüse für die Herzgesundheit

Brokkoli
Portion: 1 Tasse, gehackt (gekocht)
- Kalorien: 55
- Ballaststoffe: 5,1 g
- Vitamin C: 135 % DV
- Andere Nährstoffe: Vitamin K, Kalium, Folsäure

Tomaten
Portion: 1 mittelgroß
- Kalorien: 22
- Ballaststoffe: 1,5 g
- Vitamin C: 28 % DV
- Lycopin: 4.800 µg (ein starkes Antioxidans, das sich positiv auf die Herzgesundheit auswirkt)

Spinat
Portion: 1 Tasse, roh
- Kalorien: 7
- Ballaststoffe: 0,7 g
- Vitamin C: 9 % DV
- Vitamin K: 181 % DV

- Eisen: 5 % DV

Andere

Portion: 1 Tasse, roh
- Kalorien: 33
- Ballaststoffe: 2g
- Vitamin C: 134 % DV
- Vitamin K: 684 % DV
- Andere Nährstoffe: Kalzium, Kalium

Karotten

Portion: 1 mittelgroß
- Kalorien: 25
- Ballaststoffe: 1,7 g
- Vitamin A: 204 % DV
- Vitamin K: 8 % DV
- Beta-Carotin: 4.142 µg

Paprika (rot)

Portion: 1 mittelgroß
- Kalorien: 37
- Ballaststoffe: 2,5 g
- Vitamin C: 169 % DV
- Vitamin A: 93 % DV
- Andere Nährstoffe: Kalium, Folat

Blumenkohl

Portion: 1 Tasse, gehackt (gekocht)
- Kalorien: 28
- Ballaststoffe: 2,1 g
- Vitamin C: 77 % DV
- Vitamin K: 20 % DV

- Andere Nährstoffe: Folsäure, Kalium

Spargel

Portion: 1 Tasse, gekocht
- Kalorien: 27
- Ballaststoff: 2,8 g
- Vitamin C: 12 % DV
- Folat: 67 % DV
- Andere Nährstoffe: Vitamin K, Kalium

Vollkorn für die Herzgesundheit

Brauner Reis

Portion: 1 Tasse, gekocht
- Kalorien: 215
- Ballaststoffe: 3,5 g
- Magnesium: 21 % DV
- B-Vitamine: (Thiamin, Niacin)

Quinoa

Portion: 1 Tasse, gekocht
- Kalorien: 222
- Ballaststoffe: 5g
- Magnesium: 30 % DV
- Eisen: 15 % DV
- Andere Nährstoffe: Protein, Folsäure

Hafer

Portion: 1 Tasse, gekocht
- Kalorien: 154

- Ballaststoff: 4g
- Magnesium: 15 % DV
- Eisen: 10 % DV
- Beta-Glucan: (Hilft, den Cholesterinspiegel zu senken)

Vollkornbrot
Portion: 1 Scheibe
- Kalorien: 80
- Ballaststoffe: 2g
- B-Vitamine: Thiamin, Riboflavin
- Magnesium: 8 % DV

Gerste
Portion: 1 Tasse, gekocht
- Kalorien: 193
- Ballaststoff: 6g
- Magnesium: 20 % DV
- Vitamin B3 (Niacin): 15 % DV
- Andere Nährstoffe: Selen, Zink

Buchweizen
Portion: 1 Tasse, gekocht
- Kalorien: 155
- Ballaststoffe: 4,5 g
- Magnesium: 21 % DV
- Rutin: (Antioxidans)
- Eisen: 7 % DV

Hirse
Portion: 1 Tasse, gekocht
- Kalorien: 207
- Ballaststoff: 2,3 g
- Magnesium: 19 % DV

- Eisen: 6 % DV
- Andere Nährstoffe: Protein, Phosphor

Magere Proteine für die Herzgesundheit

Hähnchenbrust ohne Haut
Portion: 3 Unzen, gekocht
- Kalorien: 140
- Protein: 26g
- Gesättigtes Fett: 0,9 g
- Niacin (Vitamin B3): 62 % DV

Lachs (Wild)
Portion: 3 Unzen, gekocht
- Kalorien: 180
- Protein: 17g
- Omega-3-Fettsäuren: 1.500 mg
- Vitamin D: 80 % DV

Tofu (fest)
Portion: 3 oz
- Kalorien: 70
- Protein: 8g
- Eisen: 15 % DV
- Kalzium: 20 % DV

Linsen
Portion: 1 Tasse, gekocht
- Kalorien: 230
- Ballaststoffe: 15g
- Protein: 18g
- Folat: 90 % DV
- Eisen: 37 % DV

Schwarze Bohnen

Portion: 1 Tasse, gekocht

- Kalorien: 227
- Ballaststoffe: 15g
- Protein: 15g
- Magnesium: 30 % DV
- Folat: 64 % DV

Kichererbsen

Portion: 1 Tasse, gekocht

- Kalorien: 269
- Ballaststoff: 12g
- Protein: 15g
- Folat: 71 % DV
- Eisen: 26 % DV

Truthahn (ohne Haut, mager)

Portion: 3 Unzen, gekocht

- Kalorien: 135
- Protein: 25g
- Gesättigtes Fett: 1 g
- Vitamin B6: 30 % DV

Gesunde Fette für die Herzgesundheit

Avocado

Portion: 1 mittelgroß

- Kalorien: 240
- Ballaststoffe: 10g
- Einfach ungesättigte Fette: 15 g
- Kalium: 15 % DV
- Vitamin E: 10 % DV

Olivenöl (nativ extra)

Portion: 1 Esslöffel

- Kalorien: 120
- Einfach ungesättigte Fette: 10 g
- Vitamin E: 12 % DV
- Polyphenole: (Antioxidantien, die die Herzgesundheit fördern)

Mandeln

Portion: 1 Unze (~23 Mandeln)

- Kalorien: 160
- Ballaststoffe: 3,5 g
- Einfach ungesättigte Fette: 9 g
- Vitamin E: 37 % DV
- Magnesium: 19 % DV

Walnüsse

Portion: 1 Unze (~14 Hälften)

- Kalorien: 185
- Ballaststoffe: 2g
- Omega-3-Fettsäuren: 2.500 mg
- Magnesium: 11 % DV
- Vitamin E: 2 % DV

Chia-Samen

Portion: 1 oz (~2 Esslöffel)

- Kalorien: 140
- Ballaststoff: 11g
- Omega-3-Fettsäuren: 5.000 mg
- Kalzium: 18 % DV
- Eisen: 12 % DV

Leinsamen

Portion: 1 Unze (~2 Esslöffel, gemahlen)

- Kalorien: 110

- Ballaststoff: 8g
- Omega-3-Fettsäuren: 6.400 mg
- Magnesium: 27 %

Milchprodukte und Milchalternativen für die Herzgesundheit

Fettarme Milch (1%)
Portion: 1 Tasse
- Kalorien: 100
- Protein: 8g
- Kalzium: 30 % DV
- Vitamin D: 25 % DV

Griechischer Joghurt (fettfrei, natur).)
Portion: 1 Tasse
- Kalorien: 120
- Protein: 22g
- Kalzium: 20 % DV
- Vitamin B12: 20 % DV

Mandelmilch (ungesüßt)
Portion: 1 Tasse
- Kalorien: 30
- Protein: 1g
- Kalzium: 30 % DV
- Vitamin D: 25 % DV

Cheddar-Käse (fettarm)
Portion: 1 Unze
- Kalorien: 110
- Protein: 7g

- Kalzium: 20 % DV
- Gesättigtes Fett: 5 g

Nüsse und Samen für die Herzgesundheit

Pistazien
Portion: 1 Unze (~49 Nüsse)
- Kalorien: 159
- Ballaststoffe: 3g
- Vitamin B6: 25 % DV
- Magnesium: 8 % DV

Sonnenblumenkerne
Portion: 1 Unze
- Kalorien: 160
- Ballaststoffe: 3g
- Vitamin E: 37 % DV
- Selen: 30 % DV

Walnüsse
- (bereits im Abschnitt „Gesunde Fette" aufgeführt)

Hülsenfrüchte für die Herzgesundheit

Kidneybohnen
Portion: 1 Tasse, gekocht
- Kalorien: 225
- Ballaststoffe: 11g
- Eisen: 22 % DV
- Folat: 33 % DV

Erbsen (grün)

Portion: 1 Tasse, gekocht

- Kalorien: 125
- Ballaststoff: 9g
- Vitamin C: 97 % DV
- Vitamin K: 52 % DV

Schwarze Bohnen

- (bereits im Abschnitt „Magere Proteine" aufgeführt)

Getränke für die Herzgesundheit

Grüner Tee

Portion: 1 Tasse, aufgebrüht

- Kalorien: 2
- Katechine: 60–125 mg (Antioxidantien)
- Polyphenole: (herzschützend)

Ungesüßte Kräutertees (Kamille, Pfefferminze)

Portion: 1 Tasse, aufgebrüht

- Kalorien: 0
- Antioxidantien: Flavonoide, Polyphenole

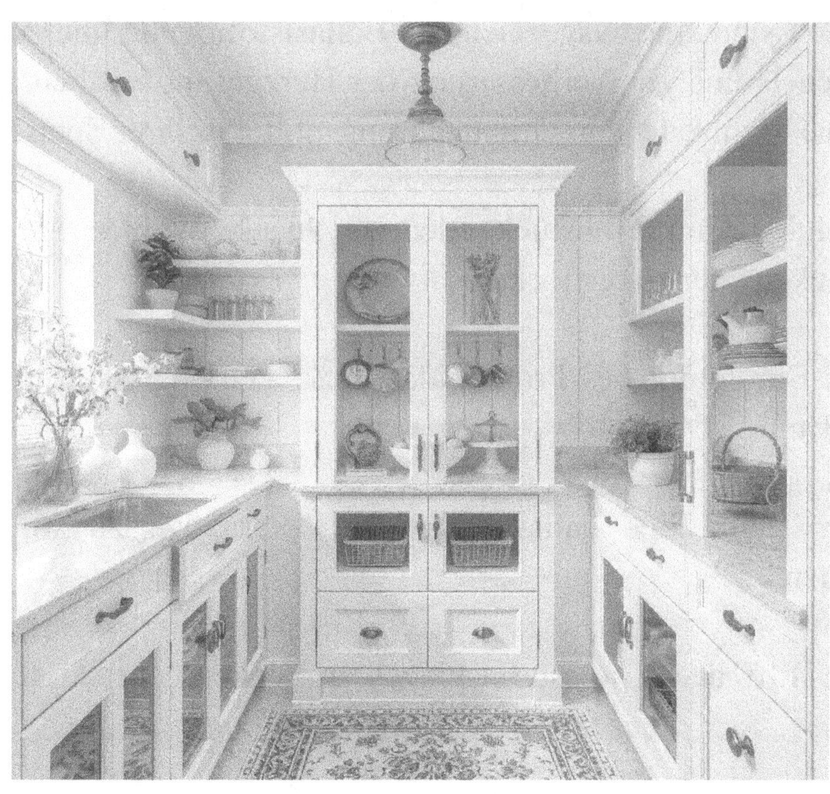

Kapitel 2: Eine herzfreundliche Speisekammer bauen

Liste der wichtigsten Lebensmittel

Die Schaffung einer herzfreundlichen Speisekammer ist entscheidend für die Aufrechterhaltung einer gesunden Ernährung und die Verfügbarkeit nahrhafter Optionen. Wenn Sie Ihre Küche mit den richtigen Zutaten ausstatten, können Sie Mahlzeiten zubereiten, die die Gesundheit Ihres Herzens fördern und gleichzeitig ungesunde Versuchungen fernhalten. Nachfolgend finden Sie eine umfassende Anleitung, wie Sie Ihre Speisekammer mit herzfreundlichen Grundnahrungsmitteln füllen:

1. Vollkornprodukte

Vollkornprodukte sind eine ausgezeichnete Ballaststoffquelle, die zur Senkung des Cholesterinspiegels und zur Verbesserung der Herzgesundheit beiträgt. Sie sollten für verschiedene Mahlzeiten ein Grundnahrungsmittel in Ihrer Speisekammer sein.

- **Hafer**: Ideal zum Frühstück oder als Snack. Wählen Sie Haferflocken, Haferflocken oder Haferflocken.

- **Quinoa**: Ein komplettes Protein, das in Salaten oder als Beilage verwendet werden kann.

- **Brauner Reis**: Eine ballaststoffreiche Alternative zu weißem Reis für Mahlzeiten.

- **Gerste**: Hilft den Cholesterinspiegel zu senken, perfekt für Suppen und Eintöpfe.

- **Vollkornnudeln:** Entscheiden Sie sich für Vollkorn statt raffinierter Pasta.

- **Buchweizen**: Reich an Ballaststoffen und kann als Mehl oder Getreide in Rezepten verwendet werden.

2. Herzgesunde Fette

Gesunde Fette wie einfach und mehrfach ungesättigte Fette senken den schlechten Cholesterinspiegel und unterstützen die allgemeine Herzgesundheit.

- **Extra natives Olivenöl:** Reich an einfach ungesättigten Fetten und Antioxidantien, zum Kochen oder als Salatdressing geeignet.

- **Avocados**: Reich an herzgesunden Fetten, Ballaststoffen und Kalium. Frisch halten oder gefroren kaufen.

- **Nüsse (Mandeln, Walnüsse, Pistazien):** Vollgepackt mit gesunden Fetten, Proteinen und Ballaststoffen. Ideal für Snacks oder als Ergänzung zu Mahlzeiten.

- **Samen (Chia, Leinsamen):** Für einen Schub an Omega-3-Fettsäuren und Ballaststoffen zu Smoothies oder Joghurt hinzufügen.

3. Gemüse

Gemüse ist aufgrund seines hohen Gehalts an Ballaststoffen, Vitaminen und Antioxidantien von entscheidender Bedeutung für die Herzgesundheit. Besorgen Sie sich frische, gefrorene oder konservierte (natriumarme) Optionen.

- **Blattgemüse (Spinat, Grünkohl):** Reich an Ballaststoffen, Antioxidantien und essentiellen Vitaminen. Sie können in Salaten, Suppen oder Smoothies verwendet werden.

- **Kreuzblütler (Brokkoli, Blumenkohl):** Reich an Ballaststoffen und Vitamin C. Ideal zum Braten, Dämpfen oder als Zugabe zu Aufläufen.

- **Tomaten**: Eine Quelle für Lycopin und Vitamin C. Zur Verwendung in Saucen, Suppen oder Salaten.

- **Paprika:** Vollgepackt mit Vitamin C und Ballaststoffen sind sie vielseitig in vielen Gerichten einsetzbar.

- **Karotten**: Reich an Beta-Carotin und Ballaststoffen, perfekt zum Knabbern oder Kochen.

4. Magere Proteine

Die Einbeziehung magerer Proteinquellen ist für den Muskelaufbau, die Senkung des Cholesterinspiegels und die Unterstützung der Herzgesundheit unerlässlich.

- **Hähnchenbrust ohne Haut**: Eine magere Proteinquelle für Mahlzeiten.

- **Fisch (Lachs, Makrele, Thunfisch):** Reich an Omega-3-Fettsäuren, die Entzündungen reduzieren und die Herzgesundheit verbessern. Brühe gefroren oder in Wasser eingelegt.

- **Tofu und Tempeh:** Pflanzliche Proteinquellen, ideal für vegetarische Mahlzeiten.

- **Hülsenfrüchte (Linsen, Kichererbsen, schwarze Bohnen):** Sie sind reich an Ballaststoffen, Proteinen und Mineralien und können in Suppen, Salaten und Eintöpfen verwendet werden.

- **Eier (insbesondere Eiweiß):** Eine vielseitige und magere Proteinoption.

5. Milchprodukte und Alternativen

Fettarme oder Milchalternativen unterstützen die Herzgesundheit ohne einen hohen Anteil an gesättigten Fettsäuren.

- **Fettarmer Joghurt**: Reich an Kalzium und Probiotika, ideal für Snacks oder Frühstück.

- **Mandelmilch/fettarme Milch**: Wählen Sie ungesüßte Mandelmilch oder fettarme Milchprodukte zum Trinken und Kochen.

- **Fettarmer Käse (Cheddar, Feta):** Sparsam verwenden, aber es kann verschiedenen Gerichten Geschmack verleihen.

6. Gewürze und Gewürze

Aromatische Gewürze und Kräuter können den Bedarf an übermäßigem Salz und Zucker ersetzen, die sich negativ auf die Herzgesundheit auswirken.

- **Knoblauch**: Unterstützt die Herz-Kreislauf-Gesundheit durch Senkung des Blutdrucks und des Cholesterins.

- **Kurkuma**: Hat entzündungshemmende Eigenschaften.

- **Zimt**: Kann helfen, den Blutzucker- und Cholesterinspiegel zu senken.

- **Pfeffer, Paprika, Kreuzkümmel:** Diese verleihen Geschmack, ohne Natrium hinzuzufügen.

- **Kräuter (Basilikum, Petersilie, Thymian):** Ob frisch oder getrocknet, sie können den Geschmack Ihrer Gerichte auf natürliche Weise verstärken.

7. Herzgesunde Snacks

Wenn Sie herzfreundliche Snacks zur Hand haben, können Sie ungesunde Heißhungerattacken eindämmen.

- **Ungesalzene Nüsse**: Mandeln, Walnüsse und Pistazien sind gute Optionen.

- **Hummus mit Gemüse**: Ein proteinreicher Snack mit Ballaststoffen und gesunden Fetten.

- **Popcorn (aus der Luft gepoppt):** Ein Vollkornsnack mit wenig Kalorien und hohem Ballaststoffgehalt .

Einkaufstipps für eine herzfreundliche Speisekammer

Befolgen Sie beim Auffüllen Ihrer Speisekammer diese herzgesunden Einkaufstipps:

- **Überprüfen Sie die Etiketten:** Suchen Sie nach natriumarmen, wenig gesättigten Fettsäuren und ballaststoffreichen Optionen.

- **Wählen Sie „Frisch" oder „Gefroren".:** Frisches Gemüse und Obst sind ideal, aber auch gefrorene Varianten ohne Zusatz von Soßen oder Zucker sind hervorragende Alternativen.

- **Vermeiden Sie Transfette:** Vermeiden Sie Lebensmittel, die gehärtete Öle oder Transfette enthalten, da diese das Risiko von Herzerkrankungen erhöhen.

Eine gut gefüllte herzfreundliche Speisekammer stellt sicher, dass Sie immer gesunde Zutaten zur Hand haben und erleichtert so die Zubereitung von Mahlzeiten, die Ihr Herz schützen und das allgemeine Wohlbefinden fördern.

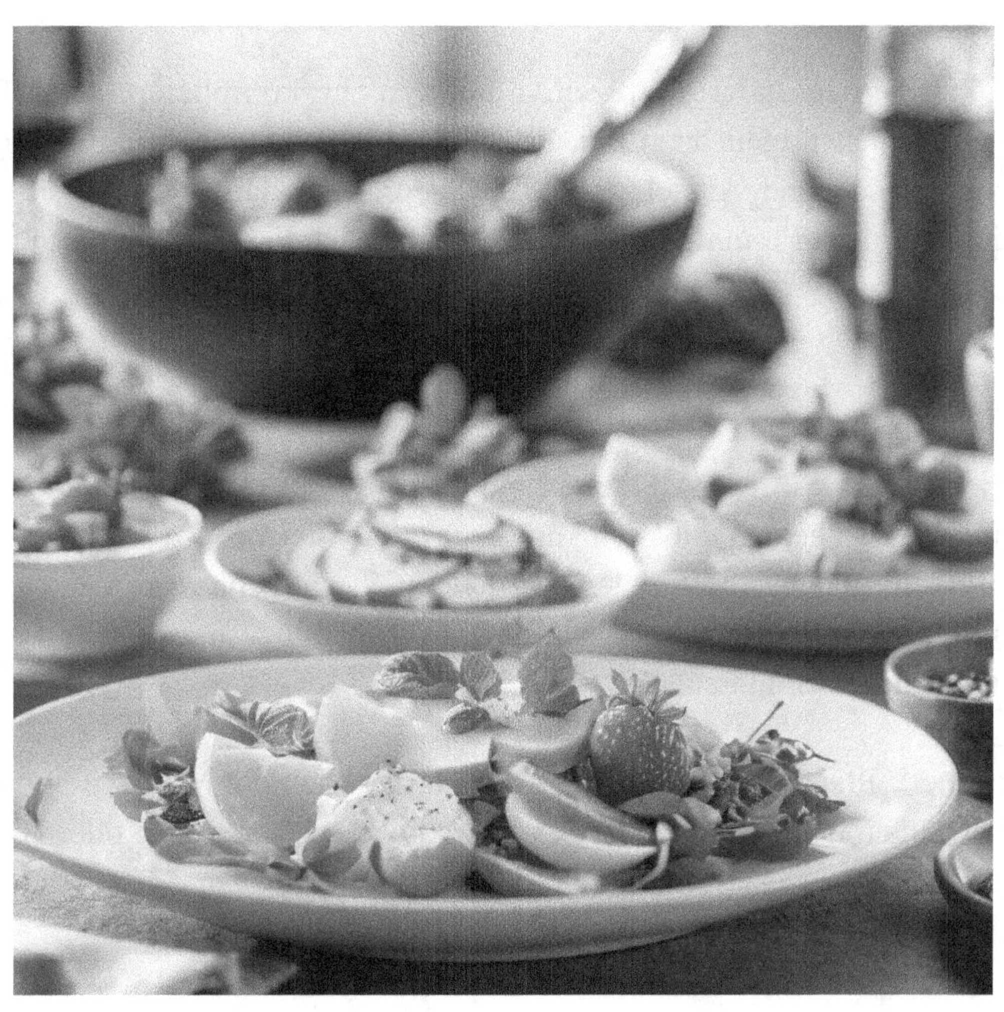

Kapitel 3: Tipps zur herzgesunden Mahlzeitenplanung

Die Planung herzgesunder Mahlzeiten muss nicht kompliziert sein. Ein paar wichtige Strategien tragen dazu bei, dass Ihre Mahlzeiten nahrhaft, ausgewogen und lecker sind und gleichzeitig die Herz-Kreislauf-Gesundheit fördern. Nachfolgend finden Sie einige Tipps, die Sie bei der Essensplanung unterstützen können:

1. Konzentrieren Sie sich auf Vollwertkost

Konzentrieren Sie Ihre Mahlzeiten auf vollwertige, minimal verarbeitete Lebensmittel. Entscheiden Sie sich für frisches Gemüse, Obst, Vollkornprodukte, mageres Eiweiß und gesunde Fette. Vermeiden Sie abgepackte oder verarbeitete Lebensmittel, die oft einen hohen Anteil an Natrium, ungesunden Fetten und zugesetztem Zucker enthalten.

- Beispiel: Planen Sie anstelle von Fertiggerichten Mahlzeiten mit einer Auswahl an frischem Gemüse, Quinoa und gegrilltem Fisch oder Hühnchen.

2. Verwenden Sie herzgesunde Kochmethoden

Wählen Sie Kochmethoden, die die Nährstoffe bewahren und den Einsatz ungesunder Fette minimieren. Dämpfen, Grillen, Grillen und Backen sind dem Braten vorzuziehen. Die Verwendung von möglichst wenig Öl und die Wahl gesünderer Öle wie Olivenöl kann dazu beitragen, die Aufnahme gesättigter Fettsäuren zu reduzieren.

- Beispiel: Backen Sie Lachs mit einem Schuss Olivenöl, Zitronensaft und Kräutern, anstatt ihn in Butter zu braten.

3. Portionskontrolle und ausgewogene Teller

Die Portionskontrolle spielt eine entscheidende Rolle für die Herzgesundheit. Ihr Teller sollte wie folgt aufgeteilt werden:

Die Hälfte davon Teller gefüllt mit Gemüse und Obst.

Ein Viertel mit magerem Eiweiß.

Ein Viertel mit Vollkornprodukten.

- Beispiel: Eine Mahlzeit könnte gedünsteten Brokkoli, gegrillte Hähnchenbrust und eine Beilage braunen Reis enthalten.

4. Integrieren Sie ballaststoffreiche Lebensmittel

Ballaststoffe senken den Cholesterinspiegel und verbessern die Verdauung, was sich beide positiv auf die Herzgesundheit auswirkt. Achten Sie auf eine Vielzahl ballaststoffreicher Lebensmittel wie Hafer, Hülsenfrüchte, Vollkornprodukte, Gemüse und Obst.

- Beispiel: Fügen Sie Linsen zu Suppen oder Salaten hinzu, um die Ballaststoffe zu steigern, oder wählen Sie Haferflocken zum Frühstück mit frischen Beeren.

5. Planen Sie Omega-3-Fettsäuren ein

Die Einbeziehung herzgesunder Omega-3-Fettsäuren in Ihren Ernährungsplan ist für die Reduzierung von Entzündungen und die Unterstützung der Herz-Kreislauf-Funktion von entscheidender Bedeutung. Fetthaltige Fische wie Lachs, Makrele und Sardinen sollten mindestens zweimal pro Woche auf Ihrem Speiseplan stehen.

- Beispiel: Machen Sie einen Lachs-Avocado-Salat oder gegrillte Makrelen mit geröstetem Gemüse als Beilage.

6. Reduzieren Sie die Natriumaufnahme

Natrium kann den Blutdruck erhöhen und das Risiko für Herzerkrankungen erhöhen. Verwenden Sie bei der Essensplanung statt Salz frische Kräuter und Gewürze zum Würzen und wählen Sie natriumarme Varianten der verpackten Speisen.

- Beispiel: Geröstetes Gemüse mit Knoblauch, Rosmarin und einem Spritzer Zitrone würzen, statt Salz hinzuzufügen.

7. Planen Sie Mahlzeiten mit saisonalen Produkten

Saisonales Obst und Gemüse schmeckt nicht nur besser, sondern ist auch nährstoffreicher. Durch die Einbeziehung saisonaler Produkte in Ihren Speiseplan können Sie die Vielfalt erhöhen und das ganze Jahr über verschiedene Vitamine und Mineralien bereitstellen.

- Beispiel: Integrieren Sie im Sommer Tomaten, Zucchini und Pfirsiche in Ihre Mahlzeiten, während Sie sich im Winter auf Kürbis, Grünkohl und Zitrusfrüchte konzentrieren.

8. Bereiten Sie sich auf Bequemlichkeit vor

Ein voller Terminkalender kann es schwierig machen, sich herzgesund zu ernähren. Planen Sie Mahlzeiten für die Woche und bereiten Sie die Zutaten im Voraus vor. Das kann bedeuten, Gemüse zu hacken, Getreide zu kochen oder sogar komplette Mahlzeiten in großen Mengen zuzubereiten, die für später aufbewahrt werden können.
- Beispiel: Bereiten Sie zu Beginn der Woche eine Portion Quinoa und gegrilltes Hähnchen zu, um sie die ganze Woche über in Salaten, Wraps oder Schüsseln zu verwenden.

9. Begrenzen Sie den zugesetzten Zucker

Ein hoher Zuckerzusatz trägt zur Gewichtszunahme und einem erhöhten Risiko für Herzerkrankungen bei. Entscheiden Sie sich für natürliche Süßequellen wie Obst und vermeiden Sie zuckerhaltige Getränke, Desserts und verarbeitete Snacks.

- Beispiel: Nehmen Sie statt zuckerhaltiger Müsliriegel eine Handvoll Mandeln und ein Stück frisches Obst.

10. Hydratieren Sie intelligent

Die richtige Flüssigkeitszufuhr ist für die allgemeine Gesundheit unerlässlich, aber was Sie trinken, ist wichtig. Bevorzugen Sie zuckerhaltige Getränke und Limonaden, sondern lieber Wasser oder ungesüßte Kräutertees.

- Beispiel: Wasser mit Zitronen- oder Gurkenscheiben aufgießen für zusätzlichen Geschmack ohne Zucker

Wenn Sie diese Tipps für die Planung einer herzgesunden Mahlzeit befolgen, können Sie Mahlzeiten zubereiten, die nicht nur gut schmecken, sondern auch Ihr Herz schützen. Eine durchdachte Essensplanung ist eine wirksame Möglichkeit, Ihre Ernährung zu kontrollieren und langfristige Änderungen für eine bessere Herzgesundheit vorzunehmen.

14-tägiger herzgesunder Ernährungsplan

Dieser zweiwöchige Speiseplan soll Ihnen den Weg zu einer herzgesunden Ernährung erleichtern. Jeder Tag konzentriert sich auf nährstoffreiche Lebensmittel, die die Herz-Kreislauf-Gesundheit unterstützen, mit einem ausgewogenen Verhältnis von Ballaststoffen, mageren Proteinen, gesunden Fetten und minimalem Zucker- oder Natriumzusatz. Sie können die Mahlzeiten ganz nach Ihren Vorlieben kombinieren.

Tag 1

- Frühstück: Haferflocken, garniert mit frischen Beeren und Chiasamen

- Mittagessen: Quinoa-Salat mit Spinat, Tomaten und Avocado

- Abendessen: Gegrillter Lachs mit gedünstetem Brokkoli und braunem Reis

- Snack: Apfelscheiben mit Mandelbutter

- Smoothie: Spinat-, Bananen- und Leinsamen-Smoothie

Tag 2

- Frühstück: Rührei mit sautiertem Spinat und Vollkorntoast

- Mittagessen: Linsensuppe mit Vollkornbrot

- Abendessen: Gebackene Hähnchenbrust mit gerösteten Süßkartoffeln und grünen Bohnen

- Snack: Eine Handvoll ungesalzene Mandeln

- Smoothie: Heidelbeer-, Mandelmilch- und Hafer-Smoothie

Tag 3

- Frühstück: Vollkorntoast mit Avocado und pochiertem Ei

- Mittagessen: Truthahn-Avocado-Wrap mit gemischtem Gemüse

- Abendessen: Gegrillte Garnelen mit Quinoa und gemischtem Gemüse

- Snack: Karottenstifte mit Hummus

- Smoothie: Ananas-, Spinat- und Chiasamen-Smoothie

Tag 4

- Frühstück: Griechischer Joghurt mit Walnüssen und Honig

- Mittagessen: Thunfischsalat mit Olivenöl und Zitronendressing, serviert auf Vollkorncrackern

- Abendessen: Gebackener Kabeljau mit Quinoa und einer Beilage geröstetem Rosenkohl

- Snack: Gurken- und Paprikascheiben mit Tzatziki-Dip

- Smoothie: Grünkohl-, Apfel- und Ingwer-Smoothie

Tag 5

- Frühstück: Haferflocken mit Bananenscheiben und Mandelbutter

- Mittagessen: Kichererbsen-Gurken-Salat mit Olivenöl und Zitrone

- Abendessen: Gegrillte Putenbrust mit sautiertem Grünkohl und Wildreis

- Snack: Popcorn aus der Luft (leicht gewürzt)

- Smoothie: Erdbeer-, Leinsamen- und Mandelmilch-Smoothie

Tag 6

- Frühstück: Vollkornpfannkuchen mit Blaubeeren und einer Beilage griechischem Joghurt

- Mittagessen: Schwarze Bohnensuppe mit Avocadoscheiben

- Abendessen: Gegrillte Makrele mit einer Beilage aus gerösteten Zucchini und Quinoa

- Snack: Selleriestangen mit Erdnussbutter

- Smoothie: Mango-, Orangen- und Spinat-Smoothie

Tag 7

- Frühstück: Smoothie-Bowl mit gemischten Beeren, Spinat und Leinsamen

- Mittagessen: Truthahn-Spinat-Vollkorn-Wrap mit einer Beilage Karottenstifte

- Abendessen: Gebackenes Hähnchen mit geröstetem Butternusskürbis und gedünstetem Spargel

- Snack: Gemischte Nüsse (ungesalzen)

- Smoothie: Himbeer-, Mandelmilch- und Chiasamen-Smoothie

Tag 8

- Frühstück: Overnight Oats mit Leinsamen und Erdbeeren

- Mittagessen: Wrap mit gegrilltem Gemüse und Hummus

- Abendessen: Gebackener Lachs mit Süßkartoffelpüree und sautiertem Spinat

- Snack: Birnenscheiben mit Hüttenkäse

- Smoothie: Apfel-, Grünkohl- und Gurken-Smoothie

Tag 9

- Frühstück: Rührei mit Tomaten und Vollkorntoast

- Mittagessen: Quinoa-Salat mit Kichererbsen, Gurken und Olivenöl-Dressing

- Abendessen: Gegrillter Truthahn mit gerösteten Karotten und braunem Reis

- Snack: Griechischer Joghurt mit gemischten Beeren

- Smoothie: Spinat-, Avocado- und Limetten-Smoothie

Tag 10

- Frühstück: Griechisches Joghurtparfait mit Haferflocken und gemischten Beeren

- Mittagessen: Linsen-Spinat-Suppe mit Vollkorncrackern

- Abendessen: Gegrillte Garnelen-Tacos mit Krautsalat und Avocado

- Snack: Eine Handvoll Walnüsse

- Smoothie: Ananas-, Gurken- und Leinsamen-Smoothie

Tag 11

- Frühstück: Vollkorntoast mit Mandelbutter und Bananenscheiben

- Mittagessen: Gegrillter Hühnersalat mit Olivenöl-Dressing und Vollkornbrot

- Abendessen: Gebackener Kabeljau mit geröstetem Gemüse und Quinoa

- Snack: Babykarotten mit Hummus

- Smoothie: Pfirsich-, Mandelmilch- und Spinat-Smoothie

Tag 12

- Frühstück: Haferflocken mit Chiasamen, Walnüssen und Blaubeeren

- Mittagessen: Thunfischsalat mit Olivenöl, serviert auf Vollkornbrot

- Abendessen: Gegrillter Truthahn mit Wildreis und sautiertem Grünkohl

- Snack: Gurkenscheiben mit Tzatziki-Dip

- Smoothie: Erdbeer-, Avocado- und Leinsamen-Smoothie

Tag 13

- Frühstück: Vollkorntoast mit Avocado und pochiertem Ei

- Mittagessen: Schwarzer Bohnen-Quinoa-Salat mit Limettendressing

- Abendessen: Gegrillte Makrele mit geröstetem Rosenkohl und braunem Reis

- Snack: Eine Handvoll Mandeln

- Smoothie: Himbeer-, Spinat- und Mandelmilch-Smoothie

Tag 14

- Frühstück: Griechischer Joghurt mit Honig, Walnüssen und Hafer

- Mittagessen: Kichererbsensalat mit Gurken und Zitronendressing

- Abendessen: Gegrillter Lachs mit Süßkartoffeln und sautiertem Spinat

- Snack: Apfelscheiben mit Mandelbutter

- Smoothie: Ananas-, Grünkohl- und Ingwer-Smoothie

Kapitel 4: Schnelle und einfache, herzgesunde, köstliche Rezepte

Frühstück

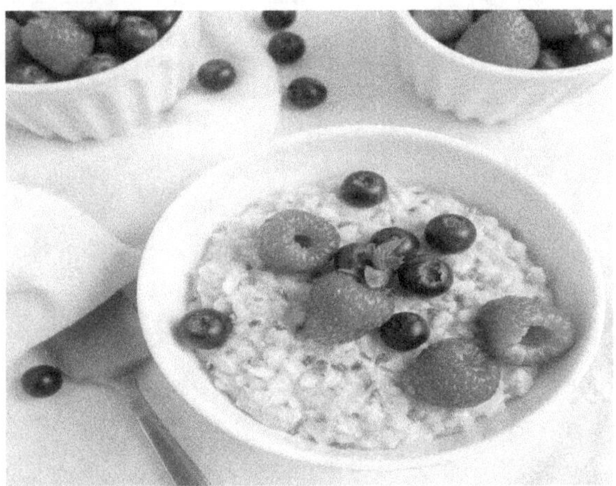

Haferflocken mit Beeren und Chiasamen

- **Portionsgröße**: 1 Schüssel
- **Vorbereitungszeit:** 10 Minuten

Zutaten:

- ½ Tasse Haferflocken
- 1 Tasse Mandelmilch
- 1 EL Chiasamen
- ¼ Tasse gemischte Beeren (Erdbeeren, Blaubeeren, Himbeeren)
- 1 TL Honig (optional)

Wegbeschreibung:

1. Haferflocken in Mandelmilch bei mittlerer Hitze 5 Minuten kochen, dabei häufig umrühren.

2. Chiasamen hinzufügen und umrühren.
3. Mit Beeren belegen und nach Belieben mit Honig beträufeln.

Nährwertangaben (pro Portion):
- Kalorien: 230
- Ballaststoffe: 8g
- Protein: 6g
- Fett: 7g (überwiegend gesunde Fette)
- Kohlenhydrate: 36g
- Vitamin C: 15 % DV

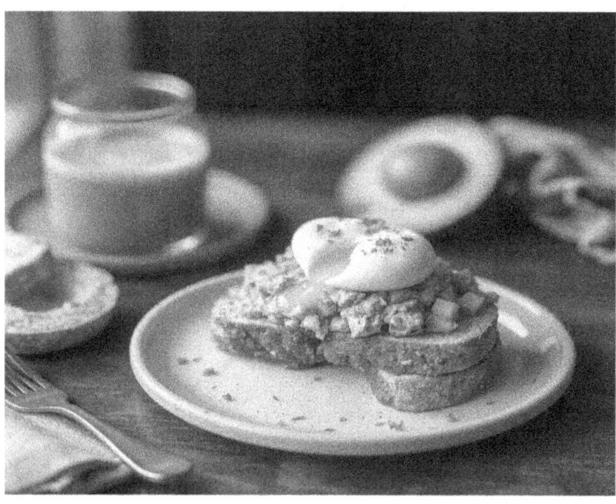

Avocado-Toast mit pochiertem Ei

- **Portionsgröße**: 1 Scheibe
- **Vorbereitungszeit**: 10 Minuten

Zutaten:
- 1 Scheibe Vollkornbrot
- ½ reife Avocado, püriert
- 1 großes Ei (pochiert)
- 1 TL Zitronensaft
- Prise Salz und Pfeffer

Wegbeschreibung:

1. Toasten Sie das Brot und verteilen Sie zerdrückte Avocados mit Zitronensaft darauf.
2. Das Ei 3–4 Minuten pochieren und über den Avocado-Toast legen.
3. Mit Salz und Pfeffer würzen.

Nährwertangaben (pro Portion):

- Kalorien: 290
- Ballaststoffe: 8g
- Protein: 11g
- Fett: 19g (gesunde Fette aus Avocado)
- Kohlenhydrate: 24g
- Vitamin E: 15 % DV

Chia-Samen-Pudding

- **Portionsgröße:** 1
- **Vorbereitungszeit**: 5 Minuten (plus 4 Stunden zum Aushärten)

Zutaten:

- 3 EL Chiasamen
- 1 Tasse ungesüßte Mandelmilch
- 1 TL Honig oder Ahornsirup
- ½ TL Vanilleextrakt
- Frische Beeren zum Garnieren

Wegbeschreibung:

1. Mischen Sie in einem Glas Chiasamen, Mandelmilch, Honig und Vanille.
2. Gut umrühren, abdecken und mindestens 4 Stunden oder über Nacht im Kühlschrank lagern.

3. Vor dem Servieren umrühren und mit frischen Beeren belegen.

Nährwertangaben (pro Portion):

- Kalorien: 180
- Faser: 12g
- Protein: 5g
- Fett: 8g
- Kohlenhydrate: 15g

Avocado-Toast mit geräuchertem Lachs

- **Portionsgröße**: 1
- **Vorbereitungszeit:** 5 Minuten

Zutaten:

- 1 Scheibe Vollkornbrot, geröstet
- ½ reife Avocado, püriert
- 2 Unzen geräucherter Lachs
- 1 TL Zitronensaft
- Frischer Dill (optional)
- Schwarzer Pfeffer nach Geschmack

Wegbeschreibung:

- Zerdrückte Avocado auf geröstetem Brot verteilen.
- Zitronensaft hinzufügen und mit Räucherlachs belegen.
- Mit frischem Dill und schwarzem Pfeffer bestreuen.

Nährwertangaben (pro Portion):

- Kalorien: 250
- Faser: 7g
- Protein: 13g
- Fett: 18g
- Kohlenhydrate: 20g

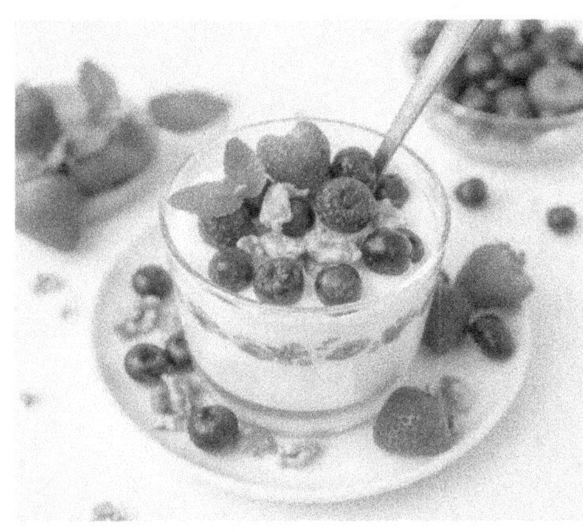

Griechisches Joghurtparfait mit Walnüssen und Beeren

- **Portionsgröße:** 1 perfekt
- **Vorbereitungszeit**: 5 Minuten

Zutaten:

- 1 Tasse fettfreier griechischer Joghurt
- ¼ Tasse gemischte Beeren (Blaubeeren, Himbeeren)
- 1 EL gehackte Walnüsse
- 1 EL Chiasamen
- 1 TL Honig (optional)

Wegbeschreibung:

1. In ein Glas griechischen Joghurt, Beeren und gehackte Walnüsse schichten.
2. Chiasamen hinzufügen und nach Belieben mit Honig beträufeln.
3. Gekühlt servieren.

Nährwertangaben (pro Portion):

- Kalorien: 200
- Ballaststoffe: 6g
- Protein: 16g
- Fett: 8g
- Kohlenhydrate: 19g
- Kalzium: 20 % DV

- **Portionsgröße:** 1
- **Vorbereitungszeit**: 5 Minuten
- **Kochzeit:** 5 Minuten

Zutaten:
- ½ Tasse Haferflocken
- 1 Tasse ungesüßte Mandelmilch (oder Wasser)
- 1 EL Mandelbutter
- 1 Banane, in Scheiben geschnitten
- 1 TL Honig (optional)
- Prise Zimt (optional)

Wegbeschreibung:
- Haferflocken in Mandelmilch bei mittlerer Hitze kochen, bis sie weich sind (ca. 5 Minuten).
- Mandelbutter und Zimt unterrühren.
- Mit Bananenscheiben belegen und mit Honig beträufeln.

Nährwertangaben (pro Portion):
- Kalorien: 310
- Faser: 7g
- Protein: 8g
- Fett: 11g
- Kohlenhydrate: 45g

Gemüse-Rührei

- **Portionsgröße**: 1
- **Vorbereitungszeit**: 5 Minuten
- **Kochzeit:** 5 Minuten

Zutaten:

- 2 große Eier (oder 4 Eiweiß)
- 1 Tasse Spinat
- ¼ Tasse Paprika, gewürfelt
- ¼ Tasse Zwiebeln, gewürfelt
- 1 TL Olivenöl
- 1 EL fettarmer Feta-Käse (optional)
- Schwarzer Pfeffer nach Geschmack

Wegbeschreibung:

1. Olivenöl in einer Pfanne erhitzen. Zwiebeln, Paprika und Spinat anbraten, bis sie weich sind.
2. Geschlagene Eier hinzufügen und kochen, bis alles verrührt ist.
3. Mit Fetakäse und schwarzem Pfeffer belegen.

Nährwertangaben (pro Portion):

- Kalorien: 210
- Ballaststoffe: 2g
- Protein: 14g
- Fett: 14g
- Kohlenhydrate: 5g

Spinat-Feta-Eiweiß-Rührei

- **Portionsgröße**: 1 Teller
- **Vorbereitungszeit**: 10 Minuten

Zutaten:

- 3 große Eiweiße
- 1 Tasse frischer Spinat
- ¼ Tasse zerbröckelter Feta-Käse
- 1 TL Olivenöl

- Prise Salz und Pfeffer

Wegbeschreibung:
1. Olivenöl in einer Pfanne bei mittlerer Hitze erhitzen, dann den Spinat 2 Minuten anbraten.
2. Eiweiß hinzufügen und 3–4 Minuten rühren.
3. Feta-Käse hinzufügen und mit Salz und Pfeffer würzen. Warm servieren.

Nährwertangaben (pro Portion):
- Kalorien: 180
- Ballaststoffe: 2g
- Protein: 17g
- Fett: 10g (gesunde Fette)
- Kohlenhydrate: 3g
- Eisen: 12 % DV

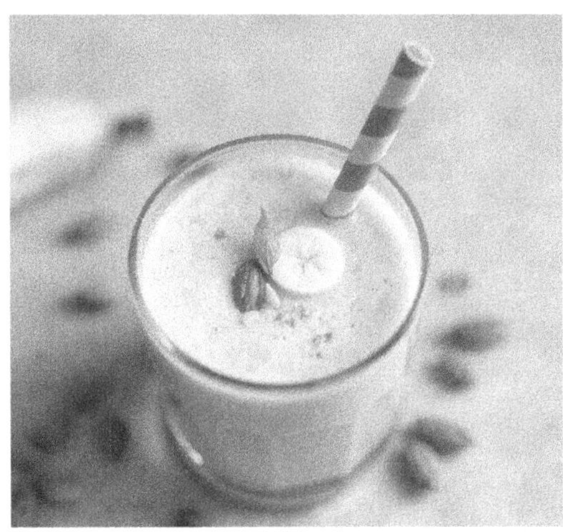

Bananen-Mandelbutter-Smoothie

- **Portionsgröße**: 1 Glas
- **Vorbereitungszeit**: 5 Minuten

Zutaten:
- 1 mittelgroße Banane
- 1 EL Mandelbutter

- 1 Tasse ungesüßte Mandelmilch
- 1 TL Chiasamen
- 1 TL Honig (optional)

Wegbeschreibung:
1. Banane, Mandelbutter, Mandelmilch und Chiasamen glatt rühren.
2. Nach Belieben Honig hinzufügen und dann gekühlt servieren.

Nährwertangaben (pro Portion):
- Kalorien: 250
- Ballaststoffe: 6g
- Protein: 7g
- Fett: 12g (gesunde Fette)
- Kohlenhydrate: 32g
- Kalium: 15 % DV

Mittagessen

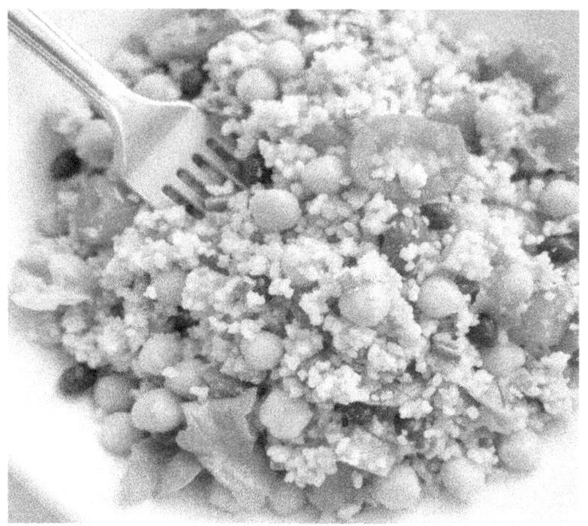

Quinoa-Salat mit Kichererbsen und Gemüse

- **Portionsgröße**: 1 Schüssel
- **Vorbereitungszeit**: 15 Minuten

Zutaten:

- 1 Tasse gekochte Quinoa
- ½ Tasse Kichererbsen aus der Dose, abgespült und abgetropft
- ½ Tasse gewürfelte Gurke
- ½ Tasse halbierte Kirschtomaten
- ¼ Tasse gewürfelte rote Zwiebel
- 2 EL Olivenöl
- 1 EL Zitronensaft
- Salz und Pfeffer nach Geschmack
- Frische Petersilie zum Garnieren

Wegbeschreibung:

1. In einer großen Schüssel Quinoa, Kichererbsen, Gurken, Tomaten und Zwiebeln vermischen.
2. Mit Olivenöl und Zitronensaft beträufeln; Mit Salz und Pfeffer würzen.
3. Vor dem Servieren vermengen und mit Petersilie garnieren.

Nährwertangaben (pro Portion):

- Kalorien: 300
- Ballaststoff: 9g
- Protein: 10g
- Fett: 12g
- Kohlenhydrate: 45g
- Eisen: 15 % DV

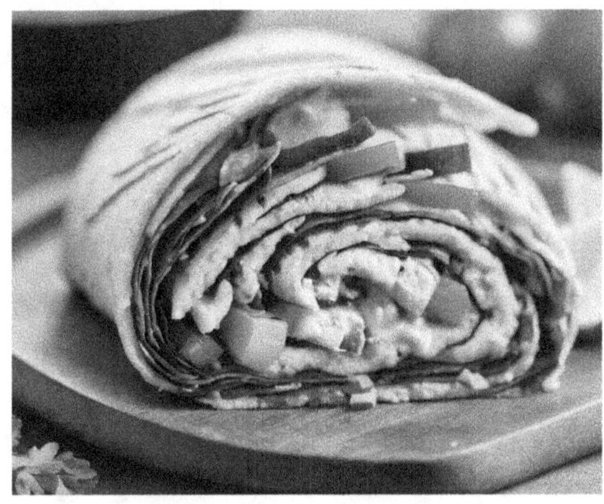

Truthahn-Spinat-Wrap

- **Portionsgröße**: 1 Packung
- **Vorbereitungszeit**: 10 Minuten

Zutaten:

- 1 Vollkornwickel
- 3 Unzen geschnittene Putenbrust (natriumarm)

- 1 Tasse frischer Spinat
- ¼ Avocado, in Scheiben geschnitten
- 1 EL Hummus
- 1 Scheibe Tomate
- Salz und Pfeffer nach Geschmack

Wegbeschreibung:
1. Hummus auf dem Wrap verteilen.
2. Truthahn, Spinat, Avocado und Tomate schichten.
3. Mit Salz und Pfeffer würzen, dann fest aufrollen und halbieren.

Nährwertangaben (pro Portion):
- Kalorien: 280
- Ballaststoffe: 7g
- Protein: 22g
- Fett: 10g
- Kohlenhydrate: 30g
- Vitamin A: 30 % DV

Mediterrane Quiche

- **Portionsgröße**: 6 Scheiben
- **Vorbereitungszeit**: 15 Minuten
- **Kochzeit**: 35 Minuten

Zutaten:
- 1 Vollkornkuchenboden (im Laden gekauft oder selbstgemacht)
- 4 große Eier
- 1 Tasse ungesüßte Mandelmilch
- 1 Tasse Babyspinat, gehackt
- ½ Tasse Kirschtomaten, halbiert
- ¼ Tasse rote Zwiebel, gewürfelt
- ¼ Tasse zerbröckelter Feta-Käse

- 1 EL Olivenöl
- Salz und Pfeffer nach Geschmack

Wegbeschreibung:
1. Heizen Sie den Ofen auf 350 °F (175 °C) vor.
2. In einer Pfanne Zwiebeln und Spinat in Olivenöl anbraten, bis sie weich sind.
3. Eier und Mandelmilch in einer Schüssel verquirlen. Fügen Sie sautiertes Gemüse, Tomaten und Feta-Käse hinzu.
4. Gießen Sie die Mischung in den Tortenboden und backen Sie ihn 30–35 Minuten lang, bis er fest ist.

Nährwertangaben (pro Scheibe):
- Kalorien: 190
- Ballaststoffe: 3g
- Protein: 9g
- Fett: 11g
- Kohlenhydrate: 12g

Schüssel mit Süßkartoffeln und schwarzen Bohnen

- **Portionsgröße**: 1
- **Vorbereitungszeit**: 10 Minuten
- **Kochzeit**: 25 Minuten

Zutaten:
- 1 mittelgroße Süßkartoffel, gewürfelt
- ½ Tasse schwarze Bohnen (aus der Dose, abgespült)
- ¼ Avocado, in Scheiben geschnitten
- 1 EL Olivenöl
- ¼ TL Kreuzkümmel
- ¼ TL Paprika
- 1 EL Limettensaft

- Frischer Koriander zum Garnieren

Wegbeschreibung:
1. Heizen Sie den Ofen auf 400 °F (200 °C) vor. Süßkartoffeln in Olivenöl, Kreuzkümmel und Paprika schwenken. 20-25 Minuten rösten.
2. Geröstete Süßkartoffeln, schwarze Bohnen, Avocado und Limettensaft in einer Schüssel vermischen.
3. Mit Koriander garnieren und servieren.

Nährwertangaben (pro Portion):

- Kalorien: 350
- Faser: 14g
- Protein: 10g
- Fett: 15g
- Kohlenhydrate: 45g

Linsensuppe

- **Portionsgröße:** 1 Schüssel
- **Vorbereitungszeit**: 20 Minuten

Zutaten:
- 1 Tasse getrocknete Linsen, abgespült
- 1 mittelgroße Zwiebel, gehackt
- 2 Karotten, gewürfelt
- 2 Selleriestangen, gewürfelt
- 4 Tassen Gemüsebrühe
- 1 TL Kreuzkümmel
- Salz und Pfeffer nach Geschmack
- 1 EL Olivenöl

Wegbeschreibung:

1. Olivenöl in einem Topf bei mittlerer Hitze erhitzen. Zwiebeln, Karotten und Sellerie hinzufügen; sautieren, bis es weich ist.
2. Linsen, Brühe, Kreuzkümmel, Salz und Pfeffer hinzufügen; zum Kochen bringen.
3. Hitze reduzieren und 20 Minuten köcheln lassen, bis die Linsen weich sind.

Nährwertangaben (pro Portion):

- Kalorien: 230
- Ballaststoffe: 12g
- Protein: 15g
- Fett: 5g
- Kohlenhydrate: 35g
- Folat: 20 % DV

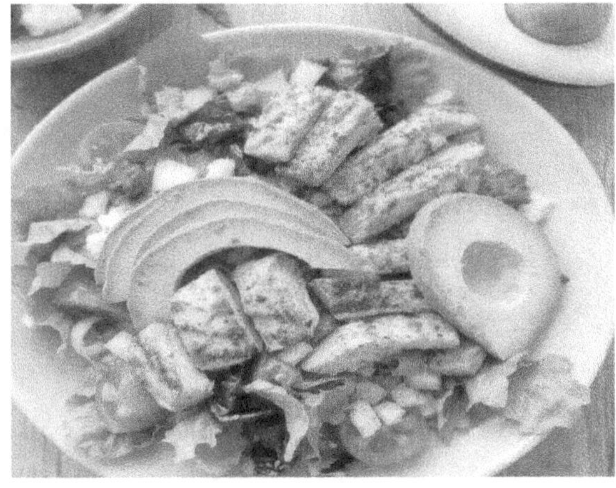

Gegrillter Hühnersalat mit Avocado

- **Portionsgröße**: 1 Salat
- **Vorbereitungszeit**: 15 Minuten

Zutaten:

- 4 Unzen gegrillte Hähnchenbrust, in Scheiben geschnitten
- 2 Tassen gemischtes Gemüse (Spinat, Rucola usw.)

- ½ Avocado, in Scheiben geschnitten
- ¼ Tasse Kirschtomaten, halbiert
- 2 EL Balsamico-Vinaigrette

Wegbeschreibung:
1. In einer großen Schüssel gemischtes Gemüse, Avocado und Kirschtomaten vermischen.
2. Mit gegrillten Hähnchenscheiben belegen und mit Balsamico-Vinaigrette beträufeln.
3. Vor dem Servieren vorsichtig umrühren und vermengen.

Nährwertangaben (pro Portion):
- Kalorien: 350
- Ballaststoffe: 10g
- Protein: 30g
- Fett: 20g (gesunde Fette aus Avocado)
- Kohlenhydrate: 10g
- Vitamin C: 25 % DV

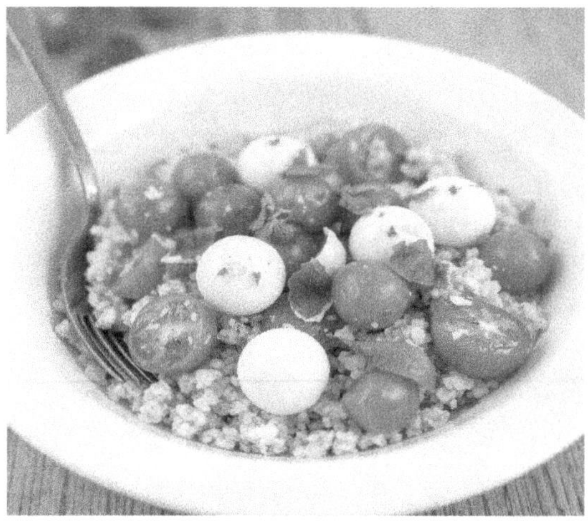

Caprese-Quinoa-Schüssel

- **Portionsgröße:** 1 Schüssel
- **Vorbereitungszeit:** 15 Minuten

Zutaten:

- 1 Tasse gekochte Quinoa
- ½ Tasse Kirschtomaten, halbiert
- ½ Tasse frische Mozzarella-Kugeln
- Frische Basilikumblätter
- 2 EL Balsamico-Glasur
- Salz und Pfeffer nach Geschmack

Wegbeschreibung:

1. In einer Schüssel gekochtes Quinoa, Kirschtomaten, Mozzarella und Basilikum vermischen.
2. Mit Balsamico-Glasur beträufeln und mit Salz und Pfeffer würzen.
3. Vor dem Servieren vorsichtig umrühren.

Nährwertangaben (pro Portion):

- Kalorien: 320
- Ballaststoffe: 6g
- Protein: 14g
- Fett: 15g
- Kohlenhydrate: 36g
- Kalzium: 20 % DV

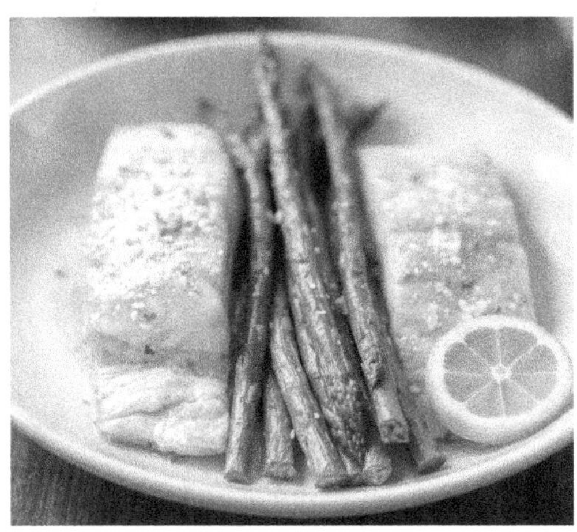

Gebackener Lachs mit Spargel

- **Portionsgröße**: 1 Filet mit Spargel
- **Vorbereitungszeit**: 15 Minuten
- **Kochzeit:** 15 Minuten

Zutaten:
- 1 (6 Unzen) Lachsfilet
- 1 Tasse Spargel, geputzt
- 1 EL Olivenöl
- 1 Zitrone (Saft und Schale)
- Salz und Pfeffer nach Geschmack

Wegbeschreibung:
1. Heizen Sie den Ofen auf 400 °F (200 °C) vor.
2. Lachs und Spargel auf ein Backblech legen. Mit Olivenöl, Zitronensaft, Zitronenschale, Salz und Pfeffer beträufeln.
3. Mit einer Gabel 15 Minuten backen oder bis der Lachs leicht zerfällt.

Nährwertangaben (pro Portion):

- Kalorien: 350
- Ballaststoffe: 3g
- Protein: 34g
- Fett: 20g (gesunde Fette)
- Kohlenhydrate: 5g
- Omega-3-Fettsäuren: 2.200 mg

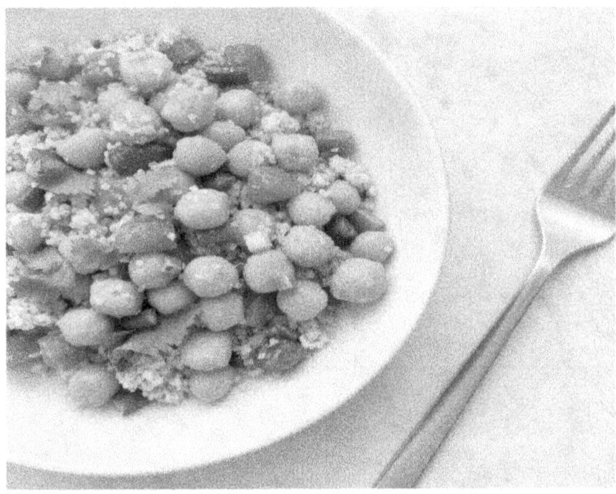

Kichererbsenpfanne mit Quinoa

- **Portionsgröße**: 1 Schüssel
- **Vorbereitungszeit:** 10 Minuten
- **Kochzeit**: 10 Minuten

Zutaten:

- 1 Tasse gekochte Quinoa
- 1 Dose (15 oz) Kichererbsen, abgetropft und abgespült
- 1 Tasse gemischte Paprika, in Scheiben geschnitten
- 1 Tasse Spinat
- 2 EL Sojasauce (natriumarm)
- 1 EL Sesamöl
- 1 TL Knoblauchpulver

Wegbeschreibung:

1. In einer großen Pfanne Sesamöl bei mittlerer Hitze erhitzen. Paprika dazugeben und 5 Minuten anbraten.
2. Kichererbsen, Spinat, Sojasauce und Knoblauchpulver einrühren; Weitere 5 Minuten kochen, bis alles durchgeheizt ist.
- Über gekochtem Quinoa servieren.

Nährwertangaben (pro Portion):

- Kalorien: 400
- Ballaststoffe: 12g
- Protein: 15g
- Fett: 10g
- Kohlenhydrate: 60g
- Eisen: 20 % DV

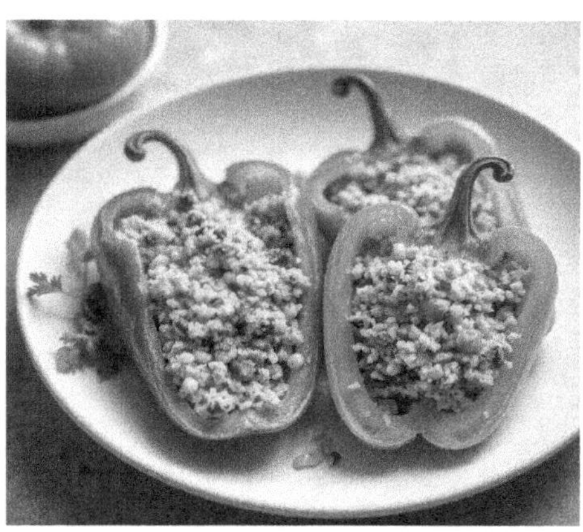

Gefüllte Paprika

- **Portionsgröße**: 1 Pfeffer
- **Vorbereitungszeit**: 15 Minuten
- **Kochzeit:** 30 Minuten

Zutaten:

- 4 Paprika (jede Farbe)
- 1 Tasse gekochter brauner Reis

- 1 Dose (15 oz) schwarze Bohnen, abgetropft und abgespült
- 1 Tasse Mais (frisch oder gefroren)
- 1 TL Kreuzkümmel
- 1 TL Chilipulver
- ½ Tasse Salsa

Wegbeschreibung:
1. Heizen Sie den Ofen auf 375 °F (190 °C) vor.
2. Von den Paprika das Oberteil abschneiden und die Kerne entfernen. In einer Schüssel Reis, schwarze Bohnen, Mais, Kreuzkümmel, Chilipulver und Salsa vermischen.
3. Füllen Sie die Mischung in jede Paprika und legen Sie sie in eine Auflaufform. Mit Folie abdecken und 30 Minuten backen.

Nährwertangaben (pro Portion):
- Kalorien: 280
- Ballaststoffe: 10g
- Protein: 10g
- Fett: 2g
- Kohlenhydrate: 54g
- Vitamin C: 150 % DV

Zucchininudeln mit Tomatensauce

- **Portionsgröße**: 1 Schüssel
- **Vorbereitungszeit**: 10 Minuten
- **Kochzeit**: 15 Minuten

Zutaten:
- 2 mittelgroße Zucchini, spiralisiert
- 1 Tasse zerdrückte Tomaten aus der Dose
- 1 Knoblauchzehe, gehackt
- 1 EL Olivenöl

- 1 TL getrocknetes Basilikum
- Salz und Pfeffer nach Geschmack
- Geriebener Parmesankäse (optional)

Wegbeschreibung:
1. Olivenöl in einer Pfanne bei mittlerer Hitze erhitzen. Knoblauch hinzufügen und 1 Minute anbraten.
2. Zerkleinerte Tomaten, Basilikum, Salz und Pfeffer unterrühren; 10 Minuten köcheln lassen.
3. Zucchini-Nudeln hinzufügen und weitere 3–5 Minuten kochen, bis sie gerade weich sind. Nach Belieben mit Parmesankäse belegen.

Nährwertangaben (pro Portion):
- Kalorien: 150
- Ballaststoffe: 5g
- Protein: 4g
- Fett: 7g
- Kohlenhydrate: 20g
- Vitamin A: 25 % DV

Mediterrane gegrillte Hähnchenschale

- **Portionsgröße**: 1 Schüssel
- **Vorbereitungszeit:** 15 Minuten
- **Kochzeit**: 15 Minuten

Zutaten:
- 4 Unzen gegrillte Hähnchenbrust, in Scheiben geschnitten
- 1 Tasse gekochte Quinoa
- ½ Tasse Kirschtomaten, halbiert
- ¼ Tasse Gurken, gewürfelt
- ¼ Tasse Oliven (schwarz oder grün)
- 2 EL Tzatziki-Sauce
- Frische Petersilie zum Garnieren

Wegbeschreibung:

1. In einer Schüssel Quinoa, gegrilltes Hähnchen, Tomaten, Gurken und Oliven schichten.
2. Vor dem Servieren mit Tzatziki-Sauce belegen und mit Petersilie garnieren.

Nährwertangaben (pro Portion):

- Kalorien: 400
- Ballaststoffe: 6g
- Protein: 32g
- Fett: 12g
- Kohlenhydrate: 40g
- Kalzium: 10 % DV

Mit Quinoa und schwarzen Bohnen gefüllte Paprika

Portionsgröße: 4
Vorbereitungszeit: 10 Minuten
Kochzeit: 30 Minuten

Zutaten:

- 4 große Paprika, halbiert und entkernt
- 1 Tasse gekochte Quinoa
- 1 Tasse schwarze Bohnen, abgespült und abgetropft
- 1 Tasse gewürfelte Tomaten (ohne Salzzusatz)
- 1 TL Kreuzkümmel
- 1 TL Chilipulver
- ½ Tasse geriebener fettarmer Käse (optional)
- Salz und Pfeffer nach Geschmack
- Frischer Koriander zum Garnieren

Wegbeschreibung:

1. Heizen Sie den Ofen auf 375 °F (190 °C) vor.

2. Quinoa, schwarze Bohnen, Tomatenwürfel, Kreuzkümmel, Chilipulver, Salz und Pfeffer vermischen.
3. Paprika mit der Mischung füllen und in eine Auflaufform legen.
4. Mit Folie abdecken und 25 Minuten backen. Folie entfernen, Käse hinzufügen und weitere 5 Minuten backen.
5. Mit frischem Koriander garnieren und servieren.

Nährwertangaben (pro Portion):
- Kalorien: 250
- Faser: 9g
- Protein: 10g
- Fett: 6g
- Kohlenhydrate: 38g

Garnelen- und Zucchini-Nudeln

- **Portionsgröße:** 2
- **Vorbereitungszeit:** 10 Minuten
- **Kochzeit**: 10 Minuten

Zutaten:
- 2 mittelgroße Zucchini, spiralisiert
- 8 oz Garnelen, geschält und entdarmt
- 2 EL Olivenöl
- 2 Knoblauchzehen, gehackt
- 1 TL Zitronenschale
- 2 EL Zitronensaft
- Salz und Pfeffer nach Geschmack
- Frische Petersilie zum Garnieren

Wegbeschreibung:

1. 1 EL Olivenöl in einer großen Pfanne erhitzen. Garnelen, Knoblauch, Salz und Pfeffer hinzufügen und kochen, bis die Garnelen rosa werden (ca. 3 Minuten).
2. Garnelen herausnehmen und das restliche Olivenöl und die Zucchininudeln in die Pfanne geben. 2-3 Minuten anbraten, bis es weich ist.
3. Garnelen zusammen mit Zitronensaft und Zitronenschale wieder in die Pfanne geben. Zum Kombinieren vermischen.
4. Mit frischer Petersilie servieren.

Nährwertangaben (pro Portion):

- Kalorien: 250
- Faser: 4g
- Protein: 23g
- Fett: 12g
- Kohlenhydrate: 10g

Gebackener Kabeljau mit Zitronenkräutern

Portionsgröße: 2
Vorbereitungszeit: 10 Minuten
Kochzeit: 15 Minuten

Zutaten:

- 2 Kabeljaufilets (je ca. 110 g)
- 2 EL Olivenöl
- 2 Knoblauchzehen, gehackt
- 1 EL Zitronensaft
- 1 TL Zitronenschale
- 1 TL getrockneter Oregano
- 1 TL getrockneter Thymian
- Salz und Pfeffer nach Geschmack

- Zitronenscheiben und frische Petersilie zum Garnieren

Wegbeschreibung:
- Heizen Sie den Ofen auf 400 °F (200 °C) vor.
- Kabeljaufilets in eine Auflaufform legen. Olivenöl, Knoblauch, Zitronensaft, Zitronenschale, Oregano, Thymian, Salz und Pfeffer in einer kleinen Schüssel vermischen.
- Die Mischung über den Kabeljau gießen und Zitronenscheiben darauflegen.
- 12–15 Minuten backen, bis der Kabeljau undurchsichtig ist und sich mit einer Gabel leicht zerbröseln lässt.
- Mit frischer Petersilie garnieren und servieren.

Nährwertangaben (pro Portion):
- Kalorien: 220
- Ballaststoffe: 1g
- Protein: 25g
- Fett: 11g
- Kohlenhydrate: 3g

Blumenkohl-Kichererbsen-Curry

- **Portionsgröße**: 4
- **Vorbereitungszeit:** 10 Minuten
- **Kochzeit**: 25 Minuten

Zutaten:
- 1 EL Olivenöl
- 1 Zwiebel, gehackt
- 2 Knoblauchzehen, gehackt
- 1 EL frischer Ingwer, gehackt
- 1 EL Currypulver
- 1 TL Kurkuma
- 1 Dose (14 oz) gewürfelte Tomaten

- 1 Dose (14 oz) Kokosmilch (hell)
- 1 Kopf Blumenkohl, in Röschen geschnitten
- 1 Dose (15 oz) Kichererbsen, abgespült und abgetropft
- Salz und Pfeffer nach Geschmack
- Frischer Koriander zum Garnieren

Wegbeschreibung:

1. Olivenöl in einem großen Topf bei mittlerer Hitze erhitzen. Zwiebel, Knoblauch und Ingwer anbraten, bis sie weich sind.
2. Currypulver und Kurkuma einrühren und 1 Minute kochen lassen, bis es duftet.
3. Gewürfelte Tomaten und Kokosmilch hinzufügen und die Mischung zum Kochen bringen.
4. Blumenkohlröschen und Kichererbsen hinzufügen. Abdecken und 15–20 Minuten kochen lassen, bis der Blumenkohl weich ist.
5. Mit Salz und Pfeffer würzen. Mit frischem Koriander servieren.

Nährwertangaben (pro Portion):

- Kalorien: 250
- Faser: 8g
- Protein: 7g
- Fett: 14g
- Kohlenhydrate: 28g

Apfelscheiben mit Mandelbutter

- **Portionsgröße**: 1 Apfel mit 2 EL Mandelbutter
- **Vorbereitungszeit:** 5 Minuten

Zutaten:
- 1 mittelgroßer Apfel, in Scheiben geschnitten
- 2 EL Mandelbutter
- Zimt (optional)

Wegbeschreibung:
1. Den Apfel in Spalten schneiden.
2. Jede Scheibe mit Mandelbutter bestreichen und nach Belieben mit Zimt bestreuen.

Nährwertangaben (pro Portion):
- Kalorien: 220
- Ballaststoffe: 5g
- Protein: 4g
- Fett: 16g
- Kohlenhydrate: 22g

Hummus und Gemüsesticks

- **Portionsgröße:** 1 Tasse gemischtes Gemüse mit ¼ Tasse Hummus
- **Vorbereitungszeit:** 10 Minuten

Zutaten:
- 1 Tasse gemischte Gemüsesticks (Karotten, Sellerie, Paprika)
- ¼ Tasse Hummus
- Zitronensaft (optional)

Wegbeschreibung:
1. Gemüse in Stifte schneiden.
2. Mit Hummus zum Dippen servieren. Für zusätzlichen Geschmack mit Zitronensaft beträufeln.

Nährwertangaben (pro Portion):
- Kalorien: 120
- Ballaststoffe: 5g
- Protein: 4g
- Fett: 6g
- Kohlenhydrate: 15g

Griechischer Joghurt mit Beeren

- **Portionsgröße**: 1 Tasse
- **Vorbereitungszeit**: 5 Minuten

Zutaten:
- 1 Tasse griechischer Naturjoghurt
- ½ Tasse gemischte Beeren (Blaubeeren, Erdbeeren, Himbeeren)
- 1 EL Honig (optional)
- 1 EL Chiasamen (optional)

Wegbeschreibung:
1. In einer Schüssel griechischen Joghurt und gemischte Beeren vermischen.
2. Mit Honig beträufeln und nach Belieben mit Chiasamen bestreuen.

Nährwertangaben (pro Portion):
- Kalorien: 180
- Ballaststoffe: 4g
- Protein: 15g
- Fett: 2g
- Kohlenhydrate: 25g

Geröstete Kichererbsen

- **Portionsgröße:** ½ Tasse
- **Vorbereitungszeit**: 5 Minuten
- **Kochzeit**: 30 Minuten

Zutaten:
- 1 Dose (15 oz) Kichererbsen, abgetropft und abgespült
- 1 EL Olivenöl
- 1 TL Paprika
- Salz und Pfeffer nach Geschmack

Wegbeschreibung:
1. Heizen Sie den Ofen auf 400 °F (200 °C) vor.
2. Kichererbsen mit Olivenöl, Paprika, Salz und Pfeffer vermengen.
3. Auf einem Backblech verteilen und 30 Minuten knusprig rösten.

Nährwertangaben (pro Portion):
- Kalorien: 180
- Ballaststoffe: 6g
- Protein: 10g
- Fett: 6g
- Kohlenhydrate: 27g

- **Portionsgröße:** 2 Bisse
- **Vorbereitungszeit**: 10 Minuten
- **Chill-Zeit**: 30 Minuten

Zutaten:

- 1 Tasse Haferflocken
- ½ Tasse Mandelbutter
- ¼ Tasse Honig
- ¼ Tasse kleine dunkle Schokoladenstückchen
- 1 TL Vanilleextrakt

Wegbeschreibung:

1. In einer Schüssel alle Zutaten gut vermischen.
2. Rollen Sie die Mischung zu kleinen Kugeln (ca. 2,5 cm Durchmesser).
3. Vor dem Servieren mindestens 30 Minuten im Kühlschrank lagern.

Nährwertangaben (pro Portion):

- Kalorien: 150
- Ballaststoffe: 3g
- Protein: 4g
- Fett: 8g
- Kohlenhydrate: 17g

- **Portionsgröße**: ½ Tasse
- **Vorbereitungszeit**: 5 Minuten

Zutaten:

- ¼ Tasse ungesalzene Mandeln
- ¼ Tasse ungesalzene Walnüsse

- ¼ Tasse getrocknete Cranberries (ohne Zuckerzusatz)
- ¼ Tasse Kürbiskerne
- 2 EL dunkle Schokoladenstückchen (70 % Kakao oder höher)

Wegbeschreibung:
- Alle Zutaten in eine Schüssel geben und gut vermischen.
- In einem luftdichten Behälter bis zu zwei Wochen aufbewahren.

Nährwertangaben (pro Portion):
- Kalorien: 210
- Faser: 4g
- Protein: 6g
- Fett: 14g
- Kohlenhydrate: 18g

Desserts

Chia-Samen-Pudding

- **Portionsgröße**: 1 Tasse
- **Vorbereitungszeit**: 5 Minuten
- **Chill-Zeit**: 4 Stunden

Zutaten:
- ¼ Tasse Chiasamen
- 1 Tasse ungesüßte Mandelmilch
- 1 EL Honig oder Ahornsirup
- ½ TL Vanilleextrakt
- Frische Beeren zum Garnieren

Wegbeschreibung:
1. In einer Schüssel Chiasamen, Mandelmilch, Honig und Vanille verrühren.
2. Mindestens 4 Stunden oder über Nacht im Kühlschrank lagern, bis die Masse eingedickt ist.
3. Mit frischen Beeren garniert servieren.

Nährwertangaben (pro Portion):
- Kalorien: 200
- Ballaststoffe: 10g
- Protein: 5g
- Fett: 9g
- Kohlenhydrate: 25g

Bananen-Haferflocken-Kekse

- **Portionsgröße:** 2 Kekse
- **Vorbereitungszeit:** 10 Minuten

- **Backzeit**: 15 Minuten

Zutaten:
- 2 reife Bananen, zerdrückt
- 1 Tasse Haferflocken
- ½ Tasse dunkle Schokoladenstückchen
- ½ TL Zimt (optional)

Wegbeschreibung:
1. Heizen Sie den Ofen auf 350 °F (175 °C) vor.
2. In einer Schüssel zerdrückte Bananen, Haferflocken, Schokoladenstückchen und Zimt vermischen.
3. Löffelweise auf ein Backblech geben und 15 Minuten backen.

Nährwertangaben (pro Portion):
- Kalorien: 150
- Ballaststoffe: 3g
- Protein: 3g
- Fett: 5g
- Kohlenhydrate: 25g

Avocado-Schokoladenmousse

- **Portionsgröße**: ½ Tasse
- **Vorbereitungszeit**: 10 Minuten

Zutaten:
- 1 reife Avocado
- ¼ Tasse ungesüßtes Kakaopulver
- ¼ Tasse Ahornsirup
- 1 TL Vanilleextrakt
- Eine Prise Salz

Wegbeschreibung:
1. In einem Mixer Avocado, Kakaopulver, Ahornsirup, Vanille und Salz glatt rühren.
2. Vor dem Servieren 30 Minuten kalt stellen.

Nährwertangaben (pro Portion):
- Kalorien: 220
- Ballaststoffe: 7g
- Protein: 3g
- Fett: 14g
- Kohlenhydrate: 28g

Bratäpfel mit Zimt

- **Portionsgröße:** 1 Apfel
- **Vorbereitungszeit**: 5 Minuten
- **Backzeit**: 20 Minuten

Zutaten:
- 4 mittelgroße Äpfel, entkernt
- ¼ Tasse Haferflocken
- 2 EL Honig oder Ahornsirup
- 1 TL Zimt
- 1 EL gehackte Walnüsse (optional)

Wegbeschreibung:
1. Heizen Sie den Ofen auf 350 °F (175 °C) vor.
2. In einer Schüssel Haferflocken, Honig, Zimt und Walnüsse vermischen. Füllen Sie die Mischung in die entkernten Äpfel.
3. 20 Minuten backen, bis es weich ist.

Nährwertangaben (pro Portion):
- Kalorien: 180
- Ballaststoffe: 4g
- Protein: 2g
- Fett: 3g
- Kohlenhydrate: 37g

Kokosjoghurt Perfekt

- **Portionsgröße:** 1 Tasse
- **Vorbereitungszeit**: 5 Minuten

Zutaten:
- 1 Tasse Kokosjoghurt (ungesüßt)
- ½ Tasse Müsli (zuckerarm)
- ½ Tasse gemischte Beeren
- 1 EL Chiasamen

Wegbeschreibung:
1. In ein Glas oder eine Schüssel Kokosjoghurt, Müsli und gemischte Beeren schichten.
2. Vor dem Servieren Chiasamen darüber streuen.

Nährwertangaben (pro Portion):
- Kalorien: 290
- Ballaststoffe: 6g
- Protein: 5g
- Fett: 12g
- Kohlenhydrate: 39g

Gefrorene Bananenhäppchen

- **Portionsgröße**: 12 Bisse

- **Vorbereitungszeit:** 10 Minuten
- **Einfrierzeit:** 1-2 Stunden

Zutaten:

- 2 reife Bananen
- ½ Tasse dunkle Schokoladenstückchen (70 % Kakao oder höher)
- 1 EL Kokosöl
- ¼ Tasse gehackte ungesalzene Nüsse (z. B. Mandeln, Walnüsse)

Wegbeschreibung:

1. Bananen in ½ Zoll dicke Stücke schneiden.
2. Dunkle Schokoladenstückchen mit Kokosöl in einer mikrowellengeeigneten Schüssel schmelzen.
3. Tauchen Sie jede Bananenscheibe in die geschmolzene Schokolade und bestreuen Sie sie anschließend mit gehackten Nüssen.
4. Auf ein mit Backpapier ausgelegtes Tablett legen und 1–2 Stunden einfrieren, bis es fest ist.

Nährwertangaben (pro Bissen):

- Kalorien: 60
- Ballaststoffe: 1g
- Protein: 1g
- Fett: 3g
- Kohlenhydrate: 8g

Smoothies

Beeren-Spinat-Smoothie

- **Portionsgröße**: 1 Smoothie
- **Vorbereitungszeit:** 5 Minuten

Zutaten:

- 1 Tasse Spinat
- 1 Tasse gemischte Beeren (frisch oder gefroren)
- 1 Banane
- 1 Tasse ungesüßte Mandelmilch
- 1 EL Chiasamen

Wegbeschreibung:

1. Alle Zutaten glatt rühren.
2. Sofort servieren.

Nährwertangaben (pro Portion):

- Kalorien: 180
- Ballaststoffe: 7g
- Protein: 4g
- Fett: 5g
- Kohlenhydrate: 30g

Bananen-Hafer-Smoothie

- **Portionsgröße**: 1 Smoothie
- **Vorbereitungszeit:** 5 Minuten

Zutaten:

- 1 Banane
- ½ Tasse Haferflocken
- 1 Tasse Mandelmilch
- 1 EL Mandelbutter
- ½ TL Zimt

Wegbeschreibung:

1. Alle Zutaten glatt rühren.
2. Gekühlt servieren.

Nährwertangaben (pro Portion):

- Kalorien: 280
- Ballaststoffe: 7g
- Protein: 8g
- Fett: 9g
- Kohlenhydrate: 45g

Mango-Avocado-Smoothie

- **Portionsgröße:** 1 Smoothie
- **Vorbereitungszeit**: 5 Minuten

Zutaten:

- 1 Tasse gefrorene Mangostücke
- ½ Avocado
- 1 Tasse Spinat
- 1 Tasse Kokoswasser
- 1 EL Limettensaft

Wegbeschreibung:

1. Alle Zutaten glatt rühren.
2. Sofort servieren.

Nährwertangaben (pro Portion):

- Kalorien: 220
- Ballaststoffe: 8g
- Protein: 4g
- Fett: 8g
- Kohlenhydrate: 36g

- **Portionsgröße**: 1 Smoothie
- **Vorbereitungszeit**: 5 Minuten

Zutaten:

- 1 Banane
- 1 EL Erdnussbutter
- 1 Tasse ungesüßte Mandelmilch
- 1 EL Honig (optional)
- Eiswürfel (optional)

Wegbeschreibung:

1. Alle Zutaten glatt rühren.
2. Gekühlt servieren.

Nährwertangaben (pro Portion):

- Kalorien: 250
- Ballaststoffe: 3g
- Protein: 6g
- Fett: 10g
- Kohlenhydrate: 38g

- **Portionsgröße**: 1 Smoothie
- **Vorbereitungszeit:** 5 Minuten

Zutaten:

- 1 Tasse Grünkohl oder Spinat
- 1 Banane
- 1 Tasse ungesüßte Mandelmilch
- 1 Messlöffel pflanzliches Proteinpulver

- 1 EL Leinsamen

Wegbeschreibung:
1. Alle Zutaten glatt rühren.
2. Sofort servieren.

Nährwertangaben (pro Portion):
- Kalorien: 230
- Ballaststoffe: 8g
- Protein: 18g
- Fett: 5g
- Kohlenhydrate: 30g

Beeren-Bananen-Smoothie

- **Portionsgröße:** 1 Smoothie
- **Vorbereitungszeit**: 5 Minuten

Zutaten:
- 1 Tasse gemischte Beeren (frisch oder gefroren)
- 1 Banane
- 1 Tasse ungesüßte Mandelmilch
- 1 EL Chiasamen

Wegbeschreibung:
1. Alle Zutaten glatt rühren.
2. Sofort servieren.

Nährwertangaben (pro Portion):
- Kalorien: 150
- Ballaststoffe: 5g
- Protein: 3g
- Fett: 4g

- Kohlenhydrate: 28g

Grüner Apfel-Ingwer-Smoothie

- **Portionsgröße**: 1
- **Vorbereitungszeit**: 5 Minuten

Zutaten:

- 1 grüner Apfel, entkernt und gehackt
- 1 Tasse Spinat
- 1-Zoll-Stück frischer Ingwer, geschält
- 1 Tasse ungesüßte Mandelmilch
- 1 TL Honig (optional)
- ½ Tasse Eis

Wegbeschreibung:

1. Alle Zutaten in einen Mixer geben.
2. Mixen, bis eine glatte und cremige Masse entsteht.
3. In ein Glas füllen und sofort genießen.

Nährwertangaben (pro Portion):

- Kalorien: 150
- Ballaststoffe: 5g
- Protein: 2g
- Fett: 3g
- Kohlenhydrate: 30g

Gurken-Minz-Limonade

- **Portionsgröße:** 1 Glas (8 Unzen)
- **Vorbereitungszeit**: 10 Minuten

Zutaten:
- 1 mittelgroße Gurke, in Scheiben geschnitten
- 1 Tasse frische Minzblätter
- Saft von 2 Zitronen
- 2 EL Honig oder Agavensirup
- 4 Tassen Wasser
- Eiswürfel

Wegbeschreibung:
1. In einem Krug Gurkenscheiben, Minzblätter, Zitronensaft und Honig vermischen.
2. Wasser hinzufügen und gut umrühren. Lassen Sie es 30 Minuten lang im Kühlschrank abkühlen.
3. Auf Eis servieren.

Nährwertangaben (pro Portion):
- Kalorien: 40
- Ballaststoffe: 1g
- Protein: 0g
- Fett: 0g
- Kohlenhydrate: 10g

- **Portionsgröße**: 1 Tasse (8 Unzen)
- **Vorbereitungszeit:** 5 Minuten
- **Brühzeit**: 10 Minuten

Zutaten:
- 1 TL gemahlener Kurkuma
- 1 TL geriebener Ingwer (oder ½ TL gemahlener Ingwer)
- 1 Tasse Wasser
- Honig nach Geschmack
- Zitronenscheibe (optional)

Wegbeschreibung:
- Wasser in einem kleinen Topf aufkochen.
- Kurkuma und Ingwer hinzufügen; 10 Minuten köcheln lassen.
- In eine Tasse abseihen und nach Wunsch Honig und Zitrone hinzufügen.

Nährwertangaben (pro Portion):
- Kalorien: 20
- Faser: 0g
- Protein: 0g
- Fett: 0g
- Kohlenhydrate: 5g

Grüner Detox-Saft

- **Portionsgröße:** 1 Glas (8 Unzen)
- **Vorbereitungszeit:** 10 Minuten

Zutaten:
- 1 Tasse Grünkohl
- 1 grüner Apfel, entkernt und gehackt

- 1 Gurke, gehackt
- Saft von 1 Zitrone
- 1 Zoll Ingwerwurzel, geschält
- 1 Tasse Wasser

Wegbeschreibung:
1. Alle Zutaten glatt rühren.
2. Nach Belieben durch ein feinmaschiges Sieb passieren und gekühlt servieren.

Nährwertangaben (pro Portion):
- Kalorien: 60
- Ballaststoffe: 3g
- Protein: 2g
- Fett: 0g
- Kohlenhydrate: 14g

Mandelmilch-Chai

- **Portionsgröße**: 1 Tasse (8 Unzen)
- **Vorbereitungszeit**: 5 Minuten
- **Brühzeit:** 10 Minuten

Zutaten:
- 1 Tasse ungesüßte Mandelmilch
- 1 TL Chai-Teeblätter (oder 1 Chai-Teebeutel)
- 1 EL Honig (optional)
- Zimtstange (optional)

Wegbeschreibung:
- Mandelmilch in einem kleinen Topf erhitzen, bis sie dampft.
- Chai-Tee hinzufügen und 5-10 Minuten ziehen lassen.
- Abseihen und nach Belieben mit Honig süßen. Warm servieren.

Nährwertangaben (pro Portion):

- Kalorien: 40
- Ballaststoffe: 1g
- Protein: 1g
- Fett: 2g
- Kohlenhydrate: 6g

- **Portionsgröße**: 4 Tassen
- **Vorbereitungszeit:** 5 Minuten
- **Steile Zeit**: 15 Minuten

Zutaten:

- 4 Tassen Wasser
- 4 EL getrocknete Hibiskusblüten (oder 4 Hibiskus-Teebeutel)
- 1 EL Honig oder Agavensirup (optional)
- Frische Minzblätter zum Garnieren
- Eiswürfel

Wegbeschreibung:

1. Wasser aufkochen und getrocknete Hibiskusblüten oder Teebeutel hinzufügen.
2. 10–15 Minuten ziehen lassen, dann abseihen und die Blüten oder Teebeutel entsorgen.
3. Nach Belieben Honig oder Agavendicksaft unterrühren.
4. Abkühlen lassen und auf Eis mit frischer Minze servieren.

Nährwertangaben (pro Portion):

- Kalorien: 15 (ohne Süßstoff)
- Faser: 0g
- Protein: 0g
- Fett: 0g
- Kohlenhydrate: 4g (mit Süßstoff)

Abschluss

Denken Sie auf Ihrem Weg zu einem herzgesunden Lebensstil daran, dass kleine, beständige Veränderungen zu erheblichen Verbesserungen Ihres allgemeinen Wohlbefindens führen können. Dieses Buch bietet Ihnen wertvolle Einblicke, praktische Tipps und köstliche Rezepte, die Ihren Körper und Ihre Seele nähren. Indem Sie herzfreundliche Lebensmittel in Ihre täglichen Mahlzeiten integrieren und Ihre Entscheidungen bewusst treffen, können Sie ein lebendiges und gesünderes Leben genießen. Hier geht es darum, fundierte Entscheidungen zu treffen, nahrhafte Mahlzeiten zu genießen und die Freude zu genießen, gut für Ihr Herz zu leben. Ein Hoch auf Ihre Gesundheit!

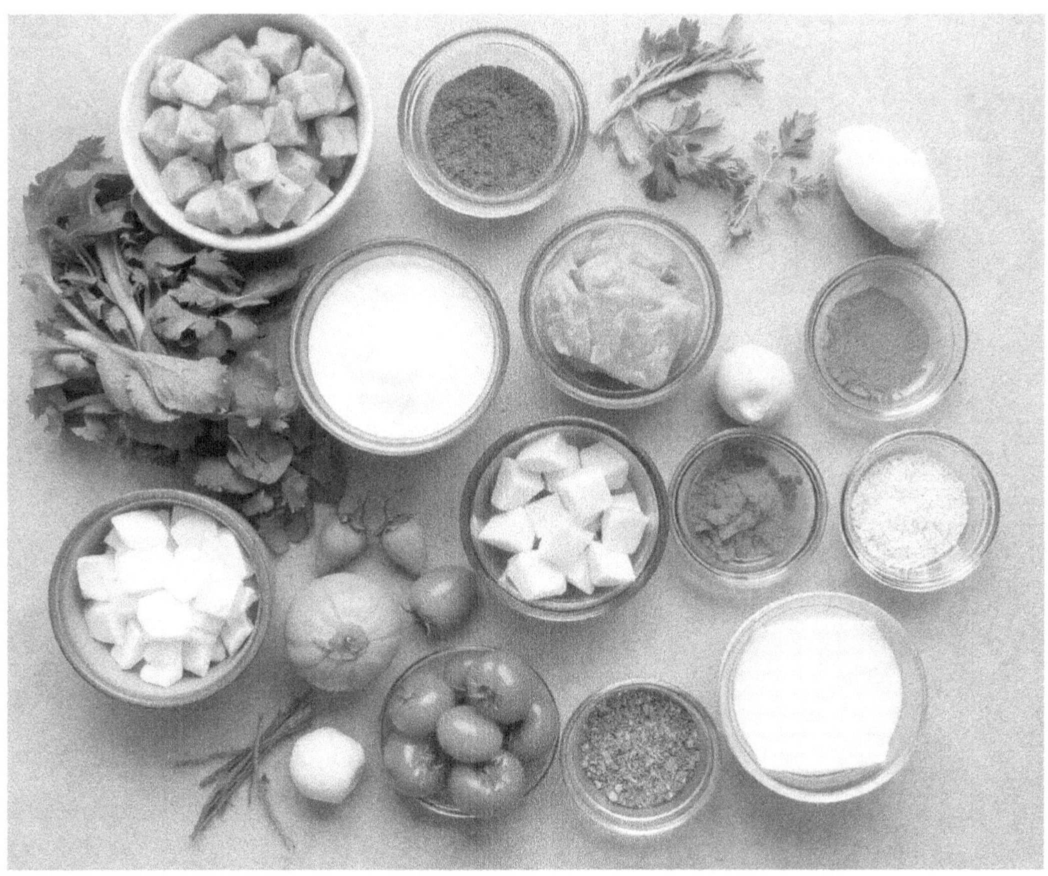